智能医学与大数据系列

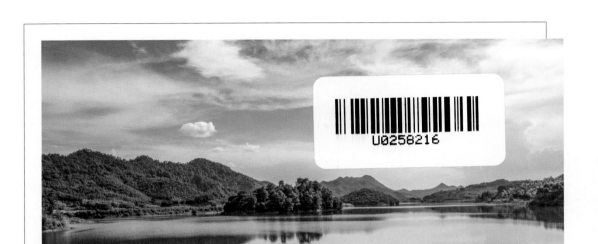

U0258216

深度学习与 医学图像处理

梁隆恺 付鹤 陈峰蔚 刘亚欧 熊云云 ◎编著

人民邮电出版社

北 京

图书在版编目（CIP）数据

深度学习与医学图像处理 / 梁隆恺等编著. -- 北京：
人民邮电出版社，2023.6
（智能医学与大数据系列）
ISBN 978-7-115-61180-2

Ⅰ．①深… Ⅱ．①梁… Ⅲ．①机器学习－应用－医学
图像－图像处理 Ⅳ．①R445

中国国家版本馆CIP数据核字(2023)第027983号

内 容 提 要

　　这是一本介绍"如何使用深度学习方法解决医学图像处理问题"的入门图书。本书先介绍医学图像的基础知识，包括医学图像数据、数据标注、医学数字图像处理和医学图像分类；其次介绍解决医学图像处理中常见的机器视觉任务（语义分割、关键点检测和医学图像配准），并辅以实战案例，帮助读者深入理解相关技术原理，进而巩固所学知识；最后介绍模型优化和迁移学习的相关内容，帮助读者拓宽思路，提升其针对具体需求采用不同的解决方法的能力。

　　本书适合医工交叉专业以及从事医学图像处理工作的工程人员和科研人员阅读，也可供智能医学相关专业的高年级本科生及研究生参考。

　　阅读本书之前，读者需要了解基本的深度学习知识，并有一定的 Python 编程基础。

◆ 编　　著　梁隆恺　付　鹤　陈峰蔚　刘亚欧　熊云云
　　责任编辑　吴晋瑜
　　责任印制　王　郁　焦志炜

◆ 人民邮电出版社出版发行　　北京市丰台区成寿寺路 11 号
　　邮编　100164　　电子邮件　315@ptpress.com.cn
　　网址　https://www.ptpress.com.cn
　　雅迪云印（天津）科技有限公司印刷

◆ 开本：800×1000　1/16
　　印张：12.75　　　　　　　　　　　　2023 年 6 月第 1 版
　　字数：248 千字　　　　　　　　　2023 年 6 月天津第 1 次印刷

定价：89.80 元

读者服务热线：(010)81055410　印装质量热线：(010)81055316
反盗版热线：(010)81055315
广告经营许可证：京东市监广登字 20170147 号

序

近年来，随着计算机技术的不断发展及医学数据规模的不断扩大，人工智能在医学领域发展迅速。其中，基于深度学习的医学图像分析成为研究热点，可能成为现代医学进步的巨大推动力。希望本书能够为大家学习和掌握关于医学图像分析的深度学习算法提供帮助，同时也希望借助实际案例帮助大家拓宽思路，了解相关应用。

在神经系统疾病诊疗过程中，医学图像尤其是放射影像学（X线CT、MRI）数据是疾病诊断、鉴别诊断、监测疗效和判断预后不可或缺的方法和手段。本书以深度学习算法为核心，从医学图像数据介绍到预处理，从深度学习模型构建到模型优化、迁移学习，多层次、多角度地介绍了医学图像分析中面临和需要解决的问题，重点突出，覆盖全面，凝聚了编者团队的心血。

本书着眼于目前广大临床医学工作者对深度学习的实际需求，将他们的宝贵经验通过本书集合在一起，可为大家提供一定帮助及指导。相信大家会发现这是一本内容丰富、高效实用的关于深度学习分析医学图像的参考书。

首都医科大学附属北京天坛医院院长

编委会名单

梁隆恺　付　鹤　陈峰蔚　刘亚欧　熊云云
王　雷　赵　琪　邓　悦　杨　曦　李鑫鑫
隋雨桐　秦梓鑫　黄一锟　张栗源　赵　煜

（姓名排序不分先后）

作者简介

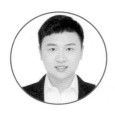

梁隆恺，哈尔滨理工大学计算机科学与技术专业硕士，昌平国家实验室脑科学与类脑研究部门高级算法工程师，国家神经系统疾病临床医学研究中心人工智能研发项目组特聘高级算法工程师，前百度算法工程师，Biomind Machine Learning Team Leader。多年深耕于人工智能方向，对计算机视觉和医疗的交叉领域研究有独到的见解。主要负责心脑血管疾病检测、病灶识别、预后恢复预测等相关工作，主导研发多个人工智能医疗项目，发表论文 5 篇，拥有专利 10 项、软件著作权 2 个。

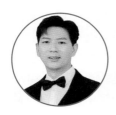

付鹤，北京航空航天大学机器人技术专业硕士，国家神经系统疾病临床医学研究中心人工智能研发项目组特聘高级算法工程师，中国人民解放军总医院技术顾问，Biomind 人工智能部算法总监。致力于深度学习、计算机视觉与临床医学的深度结合，主要负责脑区分割、医学图像配准、多模态融合、模态转换、影像补全等技术研发，主导完成多项大型医疗软件国产替代项目，发表多篇论文，拥有 9 项专利。

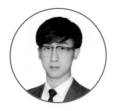

陈峰蔚，大连理工大学硕士，昌平国家实验室脑科学与类脑研究部门算法工程师，国家神经系统疾病临床医学研究中心人工智能研发项目组特聘算法工程师，参与多个人工智能影像项目的实际建模与算法工作，在计算机视觉、医学图像处理领域有丰富的理论基础与实践经验。

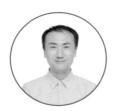

刘亚欧，首都医科大学附属北京天坛医院党委委员、放射科（国家临床重点专科）学科带头人、主任医师、教授、博士生导师，双博士学位（中国首都医科大学和荷兰阿姆斯特丹自由大学），国际视神经脊髓炎学会（GJFNMO）委员，亚太多发性硬化学会（PACTRIMS）中央委员会和科学委员会委员，先后于澳大利亚墨尔本大学神经科学中心、荷兰

自由大学医学中心学习和工作。

主要专业特长为神经影像学，在神经放射学、神经免疫和神经肿瘤影像学领域先后发表 103 篇 SCI 文章（第一作者和通信作者 63 篇），获得国家发明专利授权 3 项。

担任神经影像知名期刊 *Neuroradiology* 编辑，曾荣获科技部科技创新领军人才（2018 年）、国家"万人计划"青年领军人才（2019 年）、茅以升青年科技奖（2020 年）、青年"北京学者"（2020 年）、北京市自然科学基金"杰青"（2021 年）。

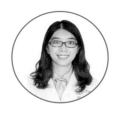

熊云云，毕业于复旦大学临床医学七年制专业（本硕），香港中文大学博士、博士后，哈佛大学访问研究员。现任首都医科大学附属北京天坛医院神经病学中心主任医师、副教授、硕士研究生导师、血管神经病学科副主任。主要研究方向为缺血性卒中再灌注治疗及人工智能，在 *Circulation Research*、*Stroke* 等 SCI 期刊作为第一作者 / 通讯作者发表论文 35 篇；获批国家发明专利 1 项；主持国家自然科学基金 3 项，北京市科委 AI+ 健康协同创新培育项目 1 项。担任中国卒中学会重症脑血管病分会青年委员会副主任委员，BMC Neurology 编委，SVN 审委。入选 WSO Future Stroke Leaders、北京市青年海聚人才、卫健委"探索计划"、北脑青年学者；获得教育部科技进步一等奖，北京市医管中心第五届科技创新大赛一等奖。

其他参编人员

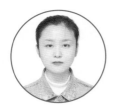

王雷，哈尔滨医科大学医学图像学学士。BioMind 高级标注组长，有多年医学图像诊断经验及医学图像数据标注经验。主要负责医学图像数据标注工作，参与了多个人工智能影像项目的标注任务，在数据图像的评估、数据标注的标准制定、标注软件的使用等方面有丰富的经验。

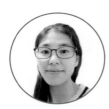

赵琪，天津大学智能与计算学部计算机专业硕士，Biomind 算法研究工程师。负责血管解剖结构命名相关产品以及脑动静脉畸形弥散度和引发癫痫预测等相关技术研发，发表多篇医学论文，在医学图像人工智能领域有丰富的实战经验。

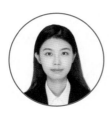

邓悦，新加坡国立大学电子和计算机工程专业（ECE）硕士，BioMind 算法研究工程师。从事基于 CTP/CTA 影像的病灶分割分析算法研发等工作，在医学图像处理领域有丰富的工程实践经验。

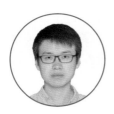

杨曦，大连海事大学计算机科学与技术专业硕士，BioMind 算法研究工程师。目前从事医学图像配准技术研究和颅内神经束计算研究工作，曾深度参与多个医学人工智能产品的研发，对深度学习领域有深刻理解，并发表过多篇论文。

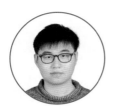

李鑫鑫，北京航空航天大学生物医学工程学术硕士，BioMind 算法研究工程师，主要从事图像分割、分类和配准等研究工作，并参与了医学人工智能产品的研发。对深度学习领域有深刻的理解，有丰富的实践经验，并发表过多篇论文。

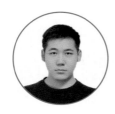

隋雨桐，毕业于英国南安普顿大学，信号处理与控制系统专业硕士。BioMind 算法研究工程师，主要负责血管疾病的影像识别算法。其间主导了颅内 CTA、MRA 动脉瘤的识别，以及形态学参数测量算法研发；参与了冠脉心肌桥、斑块识别的算法开发工作。在医学图像的病灶识别领域有较为丰富的经验。

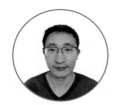

秦梓鑫，曾在央企研究所从事软件开发、需求分析和质量验证工作，有多年的图像算法研究和开发经验。

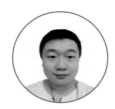

黄一锟，中国科学院自动化研究所控制工程专业硕士。BioMind 算法研究工程师，有近 5 年的算法研究开发经验。目前主要负责深度学习方向的心脑疾病辅助诊断、辅助决策工作，曾负责多个产品的研发，在算法研发方面有丰富的实战经验。

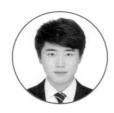

张栗源，北京航空航天大学生物医学工程专业硕士。目前担任国家神经系统疾病临床医学研究中心人工智能研发项目组特聘算法工程师，曾担任 BioMind 算法研究工程师，从事与 MRA 影像和 CTA 影像相关的脑血管分析算法的研发。主要负责深度学习方向的脑影像分析工作，在 MRA 图像分析方面有着较为丰富的处理和实践经验。

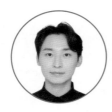

赵煜，北京航空航天大学生物医学工程专业硕士。BioMind 算法研究工程师，主要负责基于深度学习方法的医学图像分析，参与了多项针对神经疾病的国家级项目课题，在基于影像的神经疾病分类、分割和检测方面有丰富的实践经验。

前言

人工智能在近几十年的发展过程中，呈现多种应用场景齐头并进、多种应用方法协作互补的趋势。医疗领域也是人工智能未来非常有潜力的应用领域之一。我国高度重视人工智能在医疗领域的发展，并出台了一系列的鼓励政策，推动着人工智能医疗行业逐渐规模化。与之相应，相关高级人才需求激增，吸引着各行各业的人工智能学者进入医疗领域。

笔者在从事人工智能医疗领域的工作研究过程中，发现很多新进入该行业的工程师，对人工智能、医学图像相关的基础知识了解得并不完善。虽然市场上有很多深度学习的相关图书，但是鲜有人工智能与医学图像相结合的作品，笔者由此萌生了写一本"使用深度学习方法解决医学图像处理问题"图书的想法。本书对医学图像的基础知识、深度学习方法进行了汇总，并以实际工作项目为例，对医疗数据处理到深度学习应用的每个细节展开讲解。

医学图像基础知识匮乏的读者，通过阅读本书前 4 章的内容，可以掌握医学图像的基础知识，也可以了解如何标注自己的影像数据集；人工智能技术基础薄弱的读者，通过阅读本书后 6 章的内容，可以由浅入深地了解"如何使用深度学习方法解决医学图像上的计算机视觉问题"。此外，本书中的实战案例均配有源代码，可以让读者更轻松、快速地上手。

章节概述

本书各章的主要内容如下。

- 第 1 章：主要介绍人工智能医疗的发展，以及人工智能在医学图像上的应用。

- 第 2 章：主要介绍医疗相关的数据，包括患者病史、影像数据、实验室检查数据以及病理检查数据。其中，针对影像数据，我们会介绍 X 线成像、X 线计算机体层成像、磁共振成像、超声成像的图像特点以及差异。

- 第 3 章：主要介绍标注影像数据所使用的软件 3D Slicer 以及图像标注的流程和方法，并以脑部 MRI 图像为例，手把手教读者标注数据。

- 第 4 章：主要介绍针对医学图像数据专用的分析、处理、增强方法。

- 第 5 ~ 7 章：主要介绍深度学习在医学图像上的几种典型任务，包括图像分类、图像语义分割和图像关键点检测。各章会介绍对应任务的一些常见概念以及处理医学数据专有的方法、预测结果的评价方法、经典网络结构，并进行实战演练等。

- 第 8 章：主要介绍医学图像配准，包括一些配准方法的基础知识，并详细介绍基于深度学习的医学图像配准，最后进行实战演练。

- 第 9 章：主要介绍深度学习模型优化。由于常见的医学图像都是 3D 图像，模型参数较多、运算量较大，因此需要对模型进行优化以便提升模型的效率。具体优化方法包括模型剪枝、模型量化以及 TensorRT。

- 第 10 章：主要介绍迁移学习在医学图像上的应用。由于医学图像的特殊性，数据量较少，需要通过迁移学习的方式提升模型效果。我们会讲解迁移学习的具体使用方法，并进行实战演练，最后针对迁移学习导致的遗忘问题，讲解可以弥补迁移学习不足的终身学习方法。

在本书的部分章节中，对于网络结构的搭建，采用的 API 是 TensorFlow 内置的 Keras。Keras 是 François Chollet 开发的开源高层深度学习 API，通过把底层运算封装成一些常用的神经网络模块类型（例如 Dense、Conv2D、LSTM 等），再加上 Model、Optimizer 等的一些抽象，来增强 API 的易用性和代码的可读性，提高深度学习开发者编写模型的效率。Keras 本身并不具备底层运算的能力，所以需要和一个具备底层运算能力的后端结合。2017年，Google Brain 组决定内置 Keras 为支持的高阶 API，也就产生了 tf.keras。在本书第 6、7、8 章的实战环节，我们采用 tf.keras 搭建网络结构。与第 5 章的网络结构对比，该网络结构更具可读性。在模型的训练与测试时，为了保证读者在自己实现时可拥有足够的灵活性，我们采用 TensorFlow 实现，让读者可以更清晰地看到数据的读取方式、模型的训练过程，进而可以更方便地调试模型。

本书假定读者有一定的编程基础，且已掌握 Python 语言的基础知识。本书给出的大量实战代码，均采用 Python 语言编写。本书的全部源代码均从异步社区下载，部分章节实战案例使用了开源数据集。

书中实战案例使用的开源数据集如下。

- 第 5 章和第 10 章的实战案例使用的是 RSNA Intracranial Hemorrhage Detection Challenge (2019) 提供的开源数据集。

- 第 6 章的实战案例使用的是 Medical Segmentation Decathlon 的 MRI 影像数据集。

■ 第 8 章的实战案例使用的是 BRATS2017 数据集。

书中使用的编程语言及其库的版本如下。

■ Python 3.8

■ NumPy 1.18.1

■ TensorFlow 1.14.0

■ SimpleITK 2.0.2

■ Matplotlib 3.1.3

■ scikit-image 0.16.2

■ scikit-learn 0.24.2

■ Pydicom 1.2.1

■ elasticdeform 0.4.9

致谢

本书得以顺利付梓，离不开首都医科大学附属天坛医院、国家神经系统疾病临床医学研究中心、昌平国家实验室和安德医智（BioMind）为所提供的平台支撑，感恩各单位领导对本书给予的帮助和支持！

在撰写本书过程中，我们遇到了很多困难，特别感谢两位亦师亦友的领导胡敏和吴振洲给予的帮助和指导。衷心感谢众多朋友、同事和家人在此期间给予我们的支持与帮助，他们是王雷（参与了第2、3章的编写）、李鑫鑫（参与了第2、8章的编写）、邓悦（参与了第5章的编写）、赵琪（参与了第6章的编写）、隋雨桐（参与了第6章的编写）、杨曦（参与了第8章的编写）、秦梓鑫（参与了第5、6、9章的编写）、张栗源（参与了第9章的编写）、黄一锟（技术支持）和赵煜（技术支持）。

此外，本书引用了大量的文献，在此我们对所有文献的原作者表示衷心感谢，感谢你们推动了行业的发展；本书还用到了很多人工智能技术，在此我们也对技术先行者和实践者们致以敬意。

资源与支持

本书由异步社区出品，社区（https://www.epubit.com）为你提供相关资源和后续服务。

配套资源

本书提供如下资源：

- 配套代码文件；
- 相关数据集。

你可以扫描右侧二维码并发送"61180"获取以上配套资源。你也可以在异步社区本书页面中单击"配套资源"，跳转到下载界面，按提示下载代码文件。注意：为保证购书读者的权益，该操作会给出相关提示，要求输入提取码进行验证。

勘误

作者和编辑尽最大努力来确保书中内容的准确性，但难免会存在疏漏。欢迎你将发现的问题反馈给我们，帮助我们提升图书的质量。

如果你发现了错误，请登录异步社区，按书名搜索，进入本书页面，单击"发表勘误"，输入勘误信息，单击"提交勘误"按钮即可。本书的作者和编辑会对你提交的勘误进行审核，确认并接受后，将赠予你异步社区的 100 积分（积分可用于在异步社区兑换优惠券、样书或奖品）。

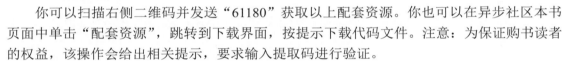

扫码关注本书

扫描下方二维码，你将在异步社区微信服务号中看到本书信息及相关的服务提示。

与我们联系

我们的联系邮箱是 contact@epubit.com.cn。

如果你对本书有任何疑问或建议，请发邮件给我们，并请在邮件标题中注明本书书名，以便我们更高效地做出反馈。

如果你有兴趣出版图书、录制教学视频，或者参与图书翻译、技术审校等工作，可以发邮件给我们；有意出版图书的作者也可以到异步社区投稿（直接访问 www.epubit.com/selfpublish/submission 即可）。

如果你来自学校、培训机构或企业，想批量购买本书或异步社区出版的其他图书，也可以发邮件给我们。

如果你在网上发现有针对异步社区出品图书的各种形式的盗版行为，包括对图书全部或部分内容的非授权传播，请你将怀疑有侵权行为的链接发邮件给我们。你的这一举动是对作者权益的保护，也是我们持续为你提供有价值的内容的动力之源。

关于异步社区和异步图书

"异步社区"是人民邮电出版社旗下 IT 专业图书社区，致力于出版精品 IT 技术图书和相关学习产品，为作译者提供优质出版服务。异步社区创办于 2015 年 8 月，提供大量精品 IT 技术图书和电子书，以及高品质技术文章和视频课程。更多详情请访问异步社区官网 https://www.epubit.com。

"异步图书"是由异步社区编辑团队策划出版的精品 IT 专业图书的品牌，依托于人民邮电出版社近 40 年的计算机图书出版积累和专业编辑团队，相关图书在封面上印有异步图书的 LOGO。异步图书的出版领域包括软件开发、大数据、人工智能、测试、前端、网络技术等。

异步社区

微信服务号

目录

第 1 章　人工智能在医学领域的
　　　　应用 ·········· 1

1.1　人工智能概述 ········· 1

1.2　人工智能在医学领域中的应用 ··· 2

1.3　人工智能在医学图像方面的应用 ··· 5

1.4　小结 ············ 6

1.5　参考资料 ·········· 7

第 2 章　医学图像数据 ········· 11

2.1　常见的医学图像数据 ······· 11

　2.1.1　X 线成像 ········ 11

　2.1.2　X 线计算机体层成像 ···· 12

　2.1.3　磁共振成像 ······· 13

　2.1.4　超声成像 ········ 16

　2.1.5　心电图 ········· 17

2.2　常见的影像格式 ········ 18

　2.2.1　DICOM ········ 18

　2.2.2　Analyze ········ 23

　2.2.3　Nifti ········· 24

　2.2.4　Minc ········· 25

2.3　小结 ············ 25

2.4　参考资料 ·········· 25

第 3 章　数据标注 ········· 27

3.1　界面介绍 ·········· 27

3.2　开始标注 ·········· 31

3.3　小结 ············ 41

3.4　参考资料 ·········· 41

第 4 章　医学数字图像处理 ········ 43

4.1　数据预处理 ········· 44

　4.1.1　插值 ········· 44

　4.1.2　重采样 ········ 46

　4.1.3　信号强度直方图的分析与
　　　　均衡化 ······· 48

　4.1.4　数据归一化 ······· 50

　4.1.5　连通域分析 ······· 51

　4.1.6　形态学方法 ······· 52

4.2　数据增强 ·········· 55

　4.2.1　常见的数据增强方法 ····· 55

4.2.2　弹性形变·············· 56

4.2.3　基于 TensorFlow 的在线

数据增强·············· 57

4.3　小结·················· 59

4.4　参考资料················ 59

第 5 章　医学图像分类·············· 61

5.1　损失函数················ 61

5.1.1　交叉熵损失·········· 62

5.1.2　Focal 损失 ·········· 62

5.1.3　KL 散度············ 63

5.2　评价指标················ 64

5.2.1　混淆矩阵············ 64

5.2.2　常见的评价指标········ 64

5.2.3　诊断性实验常用的评价

指标·············· 67

5.2.4　衡量模型性能的评价

指标·············· 67

5.3　经典模型················ 68

5.3.1　跨层连接············ 69

5.3.2　网络宽度············ 71

5.3.3　注意力机制·········· 72

5.4　实战：基于颅内 CT 影像的脑

出血分类检测··········· 73

5.4.1　数据集预处理········· 74

5.4.2　模型训练············ 78

5.4.3　模型测试············ 84

5.4.4　基于颅内 CT 影像的脑出血

分类检测实战总结········ 86

5.5　小结·················· 86

5.6　参考资料················ 86

第 6 章　语义分割·················· 89

6.1　损失函数················ 89

6.1.1　Dice 损失··········· 90

6.1.2　Tversky 损失 ········ 90

6.1.3　Boundary 损失········ 91

6.1.4　混合损失············ 91

6.2　评价指标················ 92

6.2.1　IoU··············· 92

6.2.2　Dice 系数··········· 93

6.2.3　Hausdorff-95········· 93

6.3　其他统计方法·············· 94

6.3.1　patient-level········· 94

6.3.2　data-level··········· 94

6.4　经典分割模型·············· 95

6.4.1　UNet 网络··········· 95

6.4.2　UNet 变形··········· 97

6.4.3　其他分割网络········· 99

6.5　实战：基于 MRI 影像的脑肿瘤

分割················ 100

6.5.1　数据预处理·········· 100

6.5.2　模型搭建············ 104

6.5.3　训练模型············ 108

　　6.5.4　模型测试 ┈┈┈┈ 113

6.6　小结 ┈┈┈┈┈┈ 114

6.7　参考资料 ┈┈┈┈┈ 115

第 7 章　关键点检测 ┈┈┈┈┈ 117

7.1　概念与意义 ┈┈┈┈ 117

7.2　常见的关键点检测模型 ┈┈┈ 118

7.3　实战：血管关键点检测 ┈┈┈ 121

7.4　小结 ┈┈┈┈┈┈ 130

7.5　参考资料 ┈┈┈┈┈ 130

第 8 章　医学图像配准 ┈┈┈┈┈ 131

8.1　基础知识 ┈┈┈┈┈ 131

　　8.1.1　特征空间 ┈┈┈┈ 132

　　8.1.2　搜索空间 ┈┈┈┈ 132

　　8.1.3　相似性度量 ┈┈┈ 136

　　8.1.4　搜索策略 ┈┈┈┈ 138

　　8.1.5　质量评价 ┈┈┈┈ 139

8.2　深度学习图像配准方法 ┈┈┈ 140

　　8.2.1　有监督学习图像配准 ┈┈ 141

　　8.2.2　无监督学习图像配准 ┈┈ 142

8.3　实战：深度学习图像配准模型

　　VoxelMorph ┈┈┈┈┈ 142

　　8.3.1　数据读取 ┈┈┈┈ 143

　　8.3.2　网络结构 ┈┈┈┈ 144

　　8.3.3　训练和测试 ┈┈┈ 149

　　8.3.4　实战总结 ┈┈┈┈ 151

8.4　小结 ┈┈┈┈┈┈ 151

8.5　参考资料 ┈┈┈┈┈ 152

第 9 章　模型优化 ┈┈┈┈┈┈ 153

9.1　模型剪枝 ┈┈┈┈┈ 153

　　9.1.1　稀疏性概念 ┈┈┈ 154

　　9.1.2　剪枝策略 ┈┈┈┈ 154

　　9.1.3　敏感性分析 ┈┈┈ 156

9.2　模型量化 ┈┈┈┈┈ 157

9.3　TensorRT ┈┈┈┈┈ 158

　　9.3.1　基础介绍 ┈┈┈┈ 158

　　9.3.2　应用场景 ┈┈┈┈ 158

　　9.3.3　基本原理 ┈┈┈┈ 159

9.4　实战：颅内出血 CT 影像分类

　　模型的量化 ┈┈┈┈┈ 160

9.5　小结 ┈┈┈┈┈┈ 163

9.6　参考资料 ┈┈┈┈┈ 163

第 10 章　迁移学习 ┈┈┈┈┈ 165

10.1　迁移学习 ┈┈┈┈┈ 165

10.2　终身学习 ┈┈┈┈┈ 166

10.3　实战：数据失衡的颅内影像

　　出血检测优化方法 ┈┈┈ 167

　　10.3.1　迁移学习的实验 ┈┈ 167

　　10.3.2　终身学习的实验 ┈┈ 177

10.4　小结 ┈┈┈┈┈┈ 184

10.5　参考资料 ┈┈┈┈┈ 184

第 1 章

人工智能在医学领域的应用

1.1 人工智能概述

随着计算机硬件的不断升级和信息技术领域算法的更新迭代，人类一直在探索人工智能领域，以期通过智能软件或智能机器自动处理重复性劳动、识别语音语义、分类解读图像等。人工智能（Artificial Intelligence，AI），是计算机科学的一个分支，是研究、开发用于模拟、延伸和扩展人的智能的理论、方法、技术及应用系统的一门新的技术科学，其目的是制造出一种能以与人类智能相似的方式做出反应的智能软件或智能设备。同时，人工智能是一门极富挑战性的科学，属于自然科学、社会科学和技术科学的交叉科学，涉及计算机科学、哲学、认知科学、数学、神经生理学、心理学、信息论、控制论、不定性论等。就其本质而言，我们可以认为人工智能是对人的思维信息过程的模拟。

机器学习（Machine Learning，ML）是一门多领域交叉学科，涉及概率论、统计学、逼近论、凸分析、算法复杂度理论等多门学科，专门研究计算机怎样模拟或实现人类的学习行为，以获取新的知识或技能，重新组织已有的知识结构，使之不断改善自身的性能。机器学习算法可分为监督学习、非监督学习和强化学习 3 种。

在监督学习中，数据有确定的模型输出，算法通过学习到合适的函数模型将数据输入与数据输出对应起来，从而实现学习过程；在非监督学习中，仅有数据输入，没有输出，其主要目的是尽可能地寻找数据的潜在结构信息；强化学习用于描述和解决智能体（agent）在与环境的交互过程中通过学习策略达成回报最大化或实现特定目标的问题。机器学习所开发的算法使得计算机无须显式编程就能从现有数据中进行学习，例如聚类、回归和支持向量机等分类算法。虽然机器学习算法众多，但是当前备受瞩目的是深度学习（神经网络），即利用多层次的非线性结构对输入数据进行特征提取和转换，并进行模式分析和分类。

深度学习（Deep Learning，DL）是机器学习的一个重要分支，是一种试图使用包含复杂结构或由多重非线性变换构成的多个处理层对数据进行高层抽象的算法，也是一种基于对数据进行表征学习的算法。观测值（例如一幅图像）可以通过多种方法表示，如每个像素强度值的向量，或者更抽象地表示成一系列边、特定形状的区域等。而使用某些特定的表示方法更容易从实例中学习（例如，人脸识别或面部表情识别）。深度学习的好处是用非监督式或半监督式的特征学习和分层特征提取高效算法来替代手工获取特征。

近年来，监督式深度学习方法（如以反馈算法训练卷积神经网络等）获得了空前的成功，而以往基于半监督或非监督式的方法（如 stacked autoencoder 等）在深度学习兴起阶段起到了重要的启蒙作用，并获得了不错的进展，但仍处在研究阶段。因为人和动物的学习大多是非监督式的，我们通过观察来发现世界的构造，而不是被提前告知所有物体的名字，所以未来深度学习的重要研究方向是非监督式学习。表征学习（又称为表示学习）的目标是寻求更好的表示方法并创建更好的模型，以从大规模未标记数据中学习这些表示方法。表示方法源自神经科学，并松散地创建在类似神经系统中的信息处理和对通信模式的理解上，如神经编码，试图定义拉动神经元的反应之间的关系以及大脑中的神经元的电活动之间的关系。

目前，至今深度学习框架已有数种，如卷积神经网络、深度置信网络和递归神经网络等，被应用在计算机视觉图像、音频语音识别、自然语言处理与生物信息学等领域，并取得了较好的效果。

1.2 人工智能在医学领域中的应用

人工智能的概念被提出之后，其理论和技术日益成熟，在优化医院管理和医学教育、辅助医学诊断、支持基础医学研究、预测疾病发展等方面具有越来越广泛的应用，主要体现在如下几方面。

（1）优化医院管理和医学教育

传统模式下，医院管理主要依赖于行政部门的总体安排，存在医疗资源分配不合理的缺点，而应用人工智能技术进行调配可明显改善这一现状。部分医院应用人工智能构建了患者疾病分类、住院管理、床位轮转等方面的预测模型，可较为精准地预测急诊和门诊患者等待时间、住院患者轮候时间等，便于制订更优决策，进而提高患者诊疗效率。基于人工智能的实时预测模型也有助于优化患者咨询、医疗物资调配、个性化医疗护理、医院总体管理等事务。

医学生的教育和培训是促进未来医学发展的重中之重。良好的医学教育，不应只局限于医学教科书，更应该注重与临床实际的结合，然而，有限的医院环境无法让所有医学生集中于临床实际中进行学习。基于人工智能的医学教育培训极大改善了这一情况：一方面，基于人工智能的教育方式更加多样化，有助于医学生对人体解剖结构、药物机制、手术方式、治疗原理等知识的理解；另一方面，基于人工智能的模拟系统（包括检查手段模拟系统、外科手术模拟系统等）有利于医学生在进入临床实际之前熟悉常规的医疗操作，以更快、更好地适应环境、进入角色。

（2）辅助医学诊断

人工智能通过对放射科影像、病理图像、内镜图像、超声图像、生化指标等相关人体临床数据进行智能分析，根据需求快速输出结果，从而改变传统医学诊断效率低的现状。有了人工智能的助力，临床医生能够缩短诊断时间，提高诊断效率。具体表现如下。

- 基于 CT 图像的肺结节人工智能诊断系统可精准识别肺结节，并诊断其是良性还是恶性的。
- 基于病理图像的人工智能检测系统，可实现病理图像分割、肿瘤识别、转移瘤鉴别、预测与肿瘤相关的基因突变等，在对胃癌严重程度进行分级、黑色素瘤的鉴别、上皮细胞瘤的精确诊断等方面具有潜在临床价值。
- 基于人工智能的内窥镜系统在缩短胃肠道疾病的检查时间、自动检测肠道病变等方面也具有显著优势。
- 基于超声图像的人工智能辅助诊断系统在诊断甲状腺结节分级、甲状腺瘤、乳腺癌、直肠肿瘤、泌尿生殖系统病变以及妇科病变等方面具有效率高、准确度高等特点。

值得注意的是，虽然人工智能在众多疾病诊断方面展示了独特优势和更高效率，但是目前绝大多数人工智能辅助诊断系统并不能取代临床诊断医生而独立应用于临床。

（3）辅助临床治疗

在外科手术领域，人工智能系统一直发挥着重要作用。早在 20 世纪末就出现了一些半智能的外科辅助工具，例如 Robodoc、Acrobot 等。随着人工智能技术在外科手术领域的不断发展，著名的达·芬奇外科手术系统进入医学领域，并于 2000 年获得美国 FDA 批准，应用于外科手术治疗。我国于 2008 年引入达·芬奇外科手术系统并将其应用于临床。

达·芬奇外科手术系统是一种高级机器人平台，其设计理念是通过使用微创的方法实施复杂的外科手术。从医生的角度而言，其主要优势体现在扩大了视野和角度，同时减少了人手部颤动带来的危害。机器人"内腕"较腹腔镜更为灵活，能以不同角度在靶器官周围操作，能够在有限的狭窄空间内工作，使医生可以轻松工作，减轻疲劳，同时可减少参加手术人员的数量。高精度的机器人操作，更安全的设计模式，使得达·芬奇外科手术系统广泛应用于成人和儿童的普通外科、胸外科、泌尿外科、妇产科、头颈外科以及心脏手术等领域。随着人工智能的快速发展，尤其是深度学习技术的应用，此类智能化外科手术系统逐渐更新，极大地促进了外科手术的发展。

人工智能在围手术期（包括术前准备、手术期以及术后恢复期）也展现了重要作用。基于医学图像的 3D 打印技术，外科医生能够获取与手术部位 1∶1 的实际模型，3D 模型构建和更加直观的可视化信息有助于外科医生制订更好的手术决策。此外，3D 打印技术结合手术模拟，在制订个性化手术操作（例如决定手术角度、固定位置、植入器械形态等）方面显示出巨大优势。结合人工智能的虚拟现实技术（Virtual Reality，VR）、增强现实技术（Augmented Reality，AR）和混合现实技术（Mixed Reality，MR）在手术导航、模拟训练、手术交互、风险评估、麻醉辅助等方面也具有重要的指导意义。基于人工智能的医学监护系统可通过无线传输方式获取患者的医学信息（例如脉搏、呼吸、心率等），实现风险预警、远程监护和护理，被广泛应用于重症监护室和康复中心。同时，基于人工智能的康复辅助装置可有助于患者的康复训练、健康监测和运动管理等。

（4）促进药物研发

药物研发涉及药物功能靶向研究、药物成分设计研究、性能测试、临床试验、市场推广等多个流程，存在时间周期长、投入资金大、研发成功率低等问题。有时即便经历了长时间的研究和探索，后续的临床试验效果也不尽如人意。

人工智能在药物探索和成分组配方面起到了积极作用。例如，人工智能预测模型与疫苗设计相结合，有效加快了临床试验过程，降低了研发成本和时间周期；基于深度学习技术的药物研发可根据实验设计锁定靶蛋白，这是以前无法实现的；得益于人工智能强大的逻辑推理和自动学习能力，抗癌药物的设计和生产过程得以优化，治疗效果更好；此外，人工智能辅助生物信息学工具和方法的研究为小分子药物治疗提供了光明的前景。

（5）实现疾病预测

人类目前且长期处于与各种疾病对抗的时期，对于众多疾病（例如传染病、神经系统退行性疾病、肿瘤等），预防是第一要务。然而，人类对于未知的探索尚处于摸索阶段，尤其是在医学疾病的预测方面。近期，已有学者尝试应用自适应人工智能模型和多源数据预测流感活动度，这是中国首个基于人工智能和大数据的流感实时预测模型，它的出现也推动了人工智能在传染病预测领域的发展。阿尔茨海默病（AD）是一种起病隐匿的进行性发展的神经系统退行性疾病，目前尚无有效的治疗方法，但可以通过早诊断、早介入来改善患者的生存状况。有学者基于早期检测阿尔茨海默病的方法开发了一种新的基于深度学习的算法，通过功能磁共振成像（fMRI）识别大脑中与阿尔茨海默病发病相关的区域，甚至对于一些早期没有明显症状的患者，预测阿尔茨海默病的准确度接近 100%。这些成果也显示了人工智能在众多疾病预测方面的研究价值，对于未来疾病的防治具有重要的指导意义。

1.3 人工智能在医学图像方面的应用

人工智能算法，特别是深度学习，在图像识别任务中具有显著优势。从卷积神经网络到变分自编码器，多种人工智能算法在医学图像分析领域得到广泛应用，推动了医学图像分析领域的快速发展。传统意义上，医学图像诊断是放射科医生对医学图像进行视觉评估、图像特征分析，根据经验、结合病史进行疾病的判断。而人工智能能自动识别图像数据中的复杂模式，在针对影像学特征提供定量而非定性的评估方面具有独特优势。基于此，人工智能在医学图像采集与处理、辅助疾病诊断方面存在很多应用，简述如下。

（1）医学图像采集与重建

若同时存在高质量和低质量的成对图像集，可使用人工智能学习它们之间的最优非线性变换，这种方法已经应用于计算机断层成像（Computed Tomography，CT），在由正常剂量和模拟低剂量 CT 组成的数据集方面具有较好的应用前景。在磁共振成像（Magnetic Resonance Imaging，MRI）中，将深度学习方法应用于 K 空间稀疏采样，结合并行采集技术或压缩感知技术，可在实现快速采集图像的同时优化图像质量；此外，通过学习低分辨率图像到高分辨率图像的映射关系，人工智能可实现低分辨率图像到高分辨率图像的重建（Super Resolution，SR），从而提升 CT 或 MR 图像的成像质量。例如，若同时存在不同场强（例如 3T 和 7T）下获取的 MR 图像，也可通过构建神经网络，使其学习两者之间的拟合关系，从而将 3T 图像转化成类似 7T 的 MR 图像；对于一些高级 MR 成像序列（例如 DTI），由于进行多 b 值、多方向采集，采集时间往往很久，很多患者无法耐受，而应用 DL 方法用相对较少方向的采集图像预测更多方向的采集图像，可实现采集时间的大幅缩短；同样，通过 DL 方法利用 2 分钟采集的 ASL 图像生成 30 分钟采集的 ASL 图像，可实现 ASL 序列采集时间的极大缩短。

（2）医学图像变换

应用 DL 方法不仅可以实现低质量图像的高质量重建，还可以实现不同模态图像之间的变换。例如，通过 DL 方法学习大量的 T1 加权和 T2 加权图像数据集，可以实现从 T1 加权图像预测 T2 加权图像；反之亦然。在 PET-CT 图像中，在生成 CT 图像的同时计算了衰减图，而在 PET-MR 成像中生成 MR 图像时并不直接产生衰减图。但是，若我们能够获取 MR 图像中软组织、空气、骨骼等的特征信息，将其作为深度学习算法的输入，通过训练，可变换成一种类，这在放疗领域中具有一定应用价值。但是，需注意，基于人工智能的医学图像变换需要足量的数据输入以及有效的临床验证。

（3）基于医学图像的病灶区域检测与分割

病灶区域的检测和分割对临床医师而言是一项艰巨的任务，但是对训练有素的人工智能而言是相当简单的。基于人工智能的病灶区域检测和分割一般包括两个步骤：第一步始于一幅未标记的图像，需要标记潜在的异常；第二步，圈定包含异常结构的区域。识别和勾勒出病灶的边缘是非常重要的，因为临床医生通常关注病灶的大小、边缘活动度、治疗后改变等。基于人工智能的病灶区域检测与分割在许多系统疾病领域具有广泛应用，比较典型的是神经系统领域，例如在 T1 加权的 MR 图像上，人工智能可实现正常脑结构的分割；通过训练标注的磁敏感图像（susceptibility-weighted image），人工智能可实现脑微出血的自动检测；在 CT 图像中，应用全自动 DL 方法可对颅内出血区域进行自动分割和体积测量；通过学习弥散加权图像（DWI），人工智能可自动识别绝大部分的脑梗死区域；将初始的DWI 图像和 PWI 图像作为输入，通过训练学习，人工智能可预测急性脑卒中患者最终的梗死体积；基于 T2-FLAIR 图像和 / 或增强的 T1 图像，人工智能可实现肿瘤的自动分割。

（4）基于医学图像的智能诊断

我们一直期望，基于 CT 或 MR 图像，人工智能可以像临床医师那样，在遍历了图像之后直接给出准确的诊断报告。虽然距离此目标还有很长的路，但是基于医学图像的人工智能诊断的确取得了一些重大进展。除了上文提及的基于 CT 图像的肺结节人工智能诊断系统，通过提取医学图像的特征，人工智能还可以实现更多疾病的智能辅助诊断。以神经影像为例，基于 MRI 的皮质厚度数据，通过深度学习方法可自动对认知正常患者、阿尔茨海默病患者和额颞叶痴呆亚型患者进行精确诊断；应用人工智能技术，能够在脑 CT 图像上自动诊断是否存在脑出血；通过学习 TOF-MRA 图像，人工智能可实现颅内动脉瘤的自动诊断和标注。人工智能强大的图像处理和决策支持能力，让其得以逐步应用到临床诊断的各个环节，从而提高了放射科医生的诊断准确性和效率。目前，人工智能在基于医学图像的智能诊断方面的应用仍受限于需要对大量标注的数据集进行训练，以及模型是否合理、结果是否准确必须得到足够的临床验证。尽管人工智能尤其是 DL 技术在图像识别和诊断应用方面显示出很好的潜力，但是尚不能取代放射科医生。

1.4　小结

本章概述了什么是人工智能，以及人工智能在医学领域的应用和在医学图像方面的应用。与传统的医学图像分析方法相比，人工智能技术在医疗图像分析上展现出强大的优势，让我们看到了人工智能医疗未来的发展潜力，也对其发展远景有了更多的期许。

1.5 参考资料

[1] Cheng N, Kuo A. Using Long Short-Term Memory(LSTM) Neural Networks to Predict Emergency Department Wait Time. Stud Health Technol Inform, 2020, 272: 199-202.

[2] Nas S, Koyuncu M. Emergency Department Capacity Planning: A Recurrent Neural Network and Simulation Approach. Comput Math Methods Med, 2019, 2019: 4359719.

[3] Mirchi N, Bissonnette V, Yilmaz R, et al. The Virtual Operative Assistant: An explainable artificial intelligence tool for simulation-based training in surgery and medicine. PLoS One, 2020, 15(2): e229596.

[4] Wu D, Xiang Y, Wu X, et al. Artificial intelligence-tutoring problem-based learning in ophthalmology clerkship. Ann Transl Med, 2020, 8(11): 700.

[5] Liu PR, Lu L, Zhang J Y, et al. Application of Artificial Intelligence in Medicine: An Overview. Curr Med Sci. 2021 Dec; 41(6): 1105-1115.

[6] Gong J, Liu J Y, Sun X W, et al. Computer-aided diagnosis of lung cancer: the effect of training data sets on classification accuracy of lung nodules. Phys Med Biol, 2018, 63(3): 35036.

[7] Acs B, Rantalainen M, Hartman J. Artificial intelligence as the next step towards precision pathology. J Intern Med, 2020, 288(1): 62-81.

[8] Allen T C. Regulating Artificial Intelligence for a Successful Pathology Future. Arch Pathol Lab Med, 2019, 143(10): 1175-1179.

[9] Hwang Y, Lee H H, Park C, et al. An Improved Classification and Localization Approach to Small Bowel Capsule Endoscopy Using Convolutional Neural Network. Dig Endosc, 2020,33(4): 598-607; Chahal D, Byrne MF. A primer on artificial intelligence and its application to endoscopy. Gastrointest Endosc, 2020, 92(4): 813-820.

[10] Sun C, Zhang Y, Chang Q, et al. Evaluation of a deep learning-based computer-aided diagnosis system for distinguishing benign from malignant thyroid nodules in ultrasound images. Med Phys, 2020, 47(9): 3952-3960.

[11] Fujioka T, Mori M, Kubota K, et al. Breast Ultrasound Image Synthesis using Deep Convolutional Generative Adversarial Networks. Diagnostics (Basel), 2019, 9(4): 176.

[12] Noort F, Vaart C H, Grob A, et al. Deep learning enables automatic quantitative assessment of puborectalis muscle and urogenital hiatus in plane of minimal hiatal dimensions. Ultrasound Obstet Gynecol, 2019, 54(2): 270-275.

[13] Stefano G B. Robotic Surgery: Fast Forward to Telemedicine. Med Sci Monit, 2017,23: 1856.

[14] Navarrete A J, Hashimoto D A. Current applications of artificial intelligence for intraoperative decision support in surgery. Front Med, 2020, 14(4): 369-381.

[15] Tejo O A, Buj C I, Fenollosa A F. 3D Printing in Medicine for Preoperative Surgical Planning: A Review. Ann Biomed Eng, 2020, 48(2): 536-555.

[16] Vidal L, Kampleitner C, Brennan M A, et al. Reconstruction of Large Skeletal Defects: Current Clinical Therapeutic Strategies and Future Directions Using 3D Printing. Front Bioeng Biotechnol, 2020, 8: 61.

[17] A Discussion of Virtual Reality As a New Tool for Training Healthcare Professionals. Front Public Health, 2018, 6: 44.

[18] Creighton F X, Unberath M, Song T, et al. Early Feasibility Studies of Augmented Reality Navigation for Lateral Skull Base Surgery. Otol Neurotol, 2020, 41(7): 883-888.

[19] Hu H Z, Feng X B, Shao Z W, et al. Application and Prospect of Mixed Reality Technology in Medical Field. Curr Med Sci, 2019, 39(1): 1-6.

[20] Angehrn Z, Haldna L, Zandvliet A S, et al. Artificial Intelligence and Machine Learning Applied at the Point of Care. Front Pharmacol, 2020, 11: 759.

[21] Zhao Y, Liang C, Gu Z, et al. A New Design Scheme for Intelligent Upper Limb Rehabilitation Training Robot. Int J Environ Res Public Health, 2020, 17(8): 2948.

[22] Russo G, Reche P, Pennisi M, et al. The combination of artificial intelligence and systems biology for intelligent vaccine design. Expert Opin Drug Discov, 2020: 1-15.

[23] Fernandez A. Artificial Intelligence Teaches Drugs to Target Proteins by Tackling the Induced Folding Problem. Mol Pharm, 2020, 17(8): 2761-2767.

[24] Liang G, Fan W, Luo H, et al. The emerging roles of artificial intelligence in cancer drug development and precision therapy. Biomed Pharmacother, 2020, 128: 110255.

[25] Takakusagi Y, Takakusagi K, Sakaguchi K, et al. Phage display technology for target determination of small-molecule therapeutics: an update. Expert Opin Drug Discov, 2020: 1-13.

[26] Su K, Xu L, Li G, et al. Forecasting influenza activity using self-adaptive AI model and multi-source data in Chongqing, China. EBioMedicine. 2019 Sep; 47: 284-292.

[27] Odusami M, Maskeliūnas R, Damaševičius R, et al. Analysis of Features of Alzheimer's Disease: Detection of Early Stage from Functional Brain Changes in Magnetic Resonance Images Using a Finetuned ResNet18 Network. Diagnostics 2021, 11, 1071.

[28] Schlemper J, Caballero J, Hajnal JV, et al. A deep cascade of convolutionalneural networks for dynamic MR image reconstruction. IEEE TransMedImaging 2017 Oct 13.

[29] Chen Y, Xie Y, Zhou Z, et al. Brain MRI super resolution using 3D deep densely connected neural networks. Presented at 2018 IEEE 15th International Symposium on Biomedical Imaging (ISBI 2018).

[30] Park J, Hwang D, Kim K Y, et al. Computed tomography super-resolution using deep convolutional neural network. Phys. Med. Biol. 63: 145011.

[31] Bahrami K, Shi F, Zong X, et al. Reconstruction of 7T-like images from 3T MRI. IEEE Trans Med Imaging 2016 35: 2085-97.

[32] Golkov V, Dosovitskiy A, Sperl J I, et al. Q-space deep learning: twelve-fold shorter and model-free diffusionMRIscans. IEEE Trans Med Imaging 2016; 35: 1344-51.

[33] Gong E, Pauly J, Zaharchuk G. Boosting SNR and/or resolution of arterial spin label (ASL) imaging using multi-contrast approaches with multi-lateral guided filter and deep networks. In: Proceedings of the Annual Meeting of the International Society for Magnetic Resonance in Medicine, Honolulu, Hawaii. April 22-27, 2017.

[34] Vemulapalli R, Nguyen H, Zhou S. Deep networks and mutual information maximization for cross-modal medical image synthesis.In: Zhou S, Greenspan H, Shen D, eds. Deep Learning for Medical Image Analysis. London: Elsevier; 2017.

[35] Liu F, Jang H, Kijowski R, et al. Deep learning MR-based attenuation correction for PET/MRI. Radiology 2017 Sep 19: 170700.

[36] Dou Q, Chen H, Yu L, et al. Automatic detection of cerebral microbleeds from MR images via 3D convolutional neural networks. IEEE Trans Med Imaging 2016; 35: 1182-95.

[37] Arab A, Chinda B, Medvedev G, et al. A fast and fully-automated deep-learning approach for accurate hemorrhage segmentation and volume quantification in non-contrast whole-head CT. Sci. Rep 2020; 10: 19389.

[38] Chen L, Bentley P, Rueckert D. Fully automatic acute ischemic lesion segmentation in DWI using convolutional neural networks.Neuroimage Clin 2017; 15: 633-43.

[39] Nielsen A, Mouridsen K, Hansen M, et al. Deep learning: utilizingthe potential in data bases to predict individual outcome in acute stroke. In: Proceedings of the Annual Meeting of the International Society for Magnetic Resonance in Medicine, Honolulu, Hawaii. April 22-27, 2017; 5665.

[40] Chang P. Fully convolutional deep residual neural networks for brain tumor segmentation. In: Proceedings of the International Workshop on Brain Lesion: Glioma, Multiple Sclerosis, Stroke and Traumatic Brain Injuries, Athens, Greece. October 17, 2016;108-18Korfiatis P, Kline TL, Erickson BJ. Automated segmentation of hyperintense regions in FLAIR MRI using deep learning. Tomography 2016; 2: 334-40.

[41] Kim J P, Kim J, Park Y H, et al. Machine learning based hierarchical classification of frontotemporal dementia and Alzheimer's disease. Neuroimage Clin 2019; 23: 101811.

[42] Scherer M, Cordes J, Younsi A, et al. Development and validation of an automatic segmentation algorithm for quantification of intracerebralhemorrhage. Stroke 2016; 47: 2776-82.

[43] Faron A, Sichtermann T, Teichert N, et al. Performance of a deeplearningneural network to detect intracranial aneurysms from 3D TOF-MRA compared to human readers. Clin Neuroradiol. 2020; 30: 591-598.

第 2 章

医学图像数据

随着医学图像技术的发展，新兴的数据类型逐渐增多，每一例医学图像数据所包含的信息也越来越丰富。为了更好地对手中的医学图像数据进行分析、学习，工作者需要对自己手中的数据有基本的了解。本章将对医疗工作中一些常见的医学图像数据以及影像格式进行简要介绍，帮助相关工作者了解医学图像数据的特点。

2.1　常见的医学图像数据

医学图像检查作为医院临床医生诊断时所需的一项重要检查，在临床上对疾病的发现、诊断、治疗、分期及预后评估等方面均具有相当重要的意义。根据检查方式的不同，常见的医学图像检查包括 X 线检查、磁共振检查、超声检查等。在本节中，我们将根据这些检查的特点进行讲解，帮助相关工作者更好地学习和理解医学图像中的信息。

2.1.1　X 线成像

德国物理学教授伦琴于 1895 年发现 X 线后不久，通过 X 线对人体进行检查的方式应运而生。时至今日，X 线检查仍是医院检查项目中不可或缺的一种。X 线检查的主要特点是：当 X 线穿过人体时，密度高的部位吸收 X 线多，密度低的部位吸收 X 线少；投照至特殊的感光胶片时，表现为密度高的部位呈白色，密度低的部位呈灰或黑色。

根据 X 线的特点及人体组织结构固有密度和厚度差异形成的自然灰度对比，可以得到就诊者的 X 线片。如图 2-1（a）所示，可以看到正常的肺组织及周围胸廓结构。然而，有些部位的组织或器官缺乏这种较明显的对比，此时可以通过引入对比剂的方式，人为地造成灰度对比之后再进行 X 线检查，称为 X 线造影检查。如图 2-1（b）所示，进行血管造影检查时，通过人为引入造影剂的形式使颈动脉及其分支血管显影。

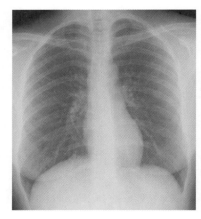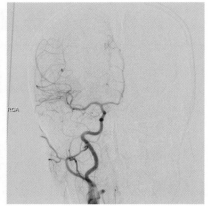

（a）常见 X 线片   （b）X 线造影检查

图 2-1   X 线成像

2.1.2   X 线计算机体层成像

X 线计算机体层成像（Computed Tomography，CT）的原理与 X 线成像的类似。不同之处在于，CT 是用 X 线束对人体一定厚度的层面进行扫描，再由探测器接收透过该层面的 X 线，经过计算机计算和转换后以不同的灰度等级显示出来。影像显示方式类似于切片面包，对人体组织结构进行逐层显示，实现对人体组织器官更为精细的成像，具有较高的密度分辨力，并且可以量化评估局部组织器官的密度。需要注意的是，CT 成像是活体影像，这可以理解为每一层 CT 图像都是一定厚度的人体组织经过投照压缩后形成的，因此图像结果具有一定的容积效应所致的伪影。

探测器接收 X 线后，计算机就可以使用多种演算方法（常见的方法有标准演算法、软组织演算法和骨演算法）进行计算。医疗技术人员会根据不同的医学检查需求选择不同的演算方法，因此在深度学习时，经常会出现面对同一部位的影像数据包含有多种算法重建图像的情况。

与 X 线检查相似，CT 检查也包括利用人体自然灰度对比进行成像的方式，即平扫检查，如图 2-2（a）所示。如果某些组织或器官灰度对比不明显，也可以引入造影剂形成人为灰度对比再进行检查的方式。依据这种原理，可以进行的检查项目更多，包括常规增强扫描、动态 CT 增强扫描、延迟增强扫描、双期或多期增强扫描、灌注成像及 CT 造影等。这些检查都需要人为注入造影剂，之后根据临床需求选择合适的扫描时间进行单次或多次扫描，观察组织器官或病灶的密度变化并对其进行评估。

图 2-2（b）所示为颅内 CT 血管造影成像。它是通过静脉注入造影剂后，在造影剂经过颅内血管时，选择动脉血管充盈最好的时间对其进行 CT 检查后所得的图像，可以全方位、多角度地展示被扫描部位血管的管腔及管壁情况。

图 2-2（c）所示为颅内 CT 灌注成像经后处理显示的脑血流量成像。它同样是通过静脉注入造影剂，之后在造影剂通过颅内血管的整个过程中对其进行多次扫描后得到原始的 CT 图像，最后通过算法将图像进行重建，得到代表颅内各部分血供情况的彩色图像。

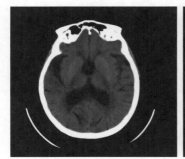 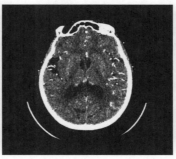 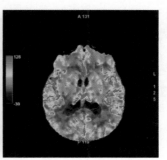

（a）CT 平扫检查　　　　　　（b）颅内 CT 血管造影成像　　　　　　（c）脑血流量成像

图 2-2　CT 成像

2.1.3　磁共振成像

磁共振成像（Magnetic Resonance Imaging，MRI）成像的原理比较复杂。在强磁场的作用下，人体内部氢质子会产生进动，即自身旋转的同时绕着施加的外磁场做锥形运动。此时向人体发射特定射频脉冲，氢质子会吸收能量产生磁共振；当特定射频脉冲停止时，氢质子会迅速恢复原始状态。该过程所需要的时间称为弛豫时间，分为纵向弛豫时间 T1 和横向弛豫时间 T2。对 T1 和 T2 进行采集、编码和计算等一系列操作，我们可以将其重建为最终看到的 MRI 图像。

不同部位组织的弛豫时间（达到热动平衡所需的时间）有差异，主要反映 T1 弛豫时间的图像为 T1 加权成像（T1 Weighted Imaging，T1WI），如图 2-3（a）所示；主要反映 T2 弛豫时间的图像为 T2 加权成像（T2 Weighted Imaging，T2WI），如图 2-3（b）所示。可以看到，脑室内的脑脊液在 T1WI 为黑色的低信号，即长 T1；在 T2WI 为白色的高信号，即长 T2。

在此基础上，使用脂肪抑制技术可以使在 T1 及 T2 均为高信号的脂肪组织信号减弱，呈低信号。磁敏感加权成像可以反映正常组织间、组织与病变间磁敏感性的差异，常用于脑微出血灶、静脉发育畸形等病变的评估。使用水抑制 T2WI 成像可以使原本在 T2WI 呈高信号的自由水（如脑脊液）信号减弱，有利于颅内脑室、脑沟旁的病变显示。图 2-3（c）和图 2-3（d）分别为磁敏感加权成像和水抑制 T2WI 成像，在磁敏感加权成像中可以看到由于脱氧血红蛋白含量高呈低信号的静脉血管，在水抑制 T2WI 成像中可以看到脑室中低信号的脑脊液。

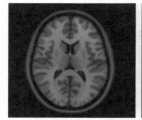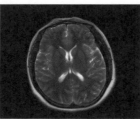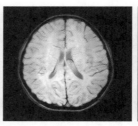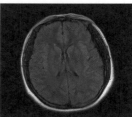

（a）T1 加权成像　　　　（b）T2 加权成像　　　　（c）磁敏感加权成像　　　　（d）水抑制 T2WI 成像

图 2-3　MRI 成像

通过脉注射对比剂的形式，我们也可以进行对比增强检查。图 2-4 所示为一张正常的颅脑增强检查图，可以看到，颅内组织增强后呈均匀一致的强化表现。根据扫描时间及次数的不同，也可以分为普通增强检查和多期增强检查。比较特别的是，MRI 中某些部位可以使用特殊对比剂对特定病变进行增强检查，例如超顺磁性氧化铁对比剂和钆塞酸二钠对比剂，主要可以用于肝肿瘤的诊断与鉴别。

MRI 同样可以进行血管成像，称为 MR 血管成像（MR Angiography，MRA）。它分为两种：一种是普通

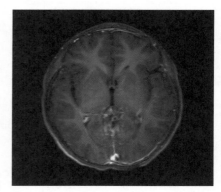

图 2-4　颅脑增强检查图

MRA，即不需要对比剂，利用液体的流动效应显示血管，但是对小血管显影欠佳；另一种是增强 MRA，即通过静脉注入对比剂使血管显影，对小血管显影好。二者都与 CT 的血管造影检查相似，可以观察血管管腔及管壁的情况。图 2-5（a）和图 2-5（b）分别为静脉注入造影剂后颅内血管造影的轴位图像和经过后处理的 3D 重建图像。

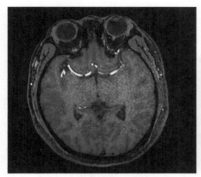
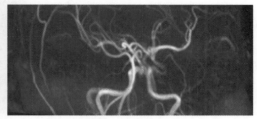

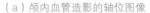

（a）颅内血管造影的轴位图像　　　　　　　　　（b）3D 重建图像

图 2-5　MR 血管成像

　　由于液体在 T2WI 序列中呈高信号，如果加重这一特点，使用重 T2WI 序列，就能在不使用任何对比剂的情况下显示整个包含液体的管道系统，如胰胆管成像、尿路成像、内耳迷路成像等。如图 2-6 所示，我们可以清晰地看到受检者双侧内耳的情况。

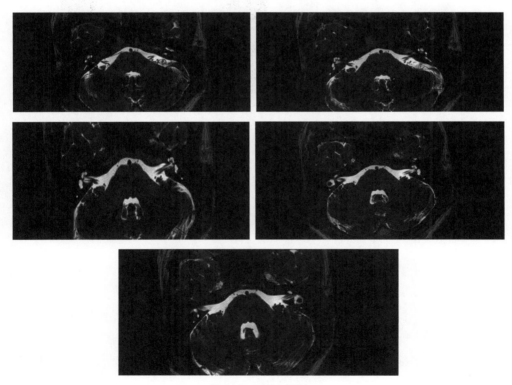

图 2-6　双侧内耳图

如果改变 MRI 成像时的参数，就可以衍生出多种成像方式，除了上述提到的几种检查方式，MRI 还可以进行功能成像，即功能磁共振成像（functional Magnetic Resonance Imaging，fMRI）。

扩散加权成像（Diffusion Weighted Imaging，DWI），能够反映组织或病变内水分子扩散及受限程度，目前主要用于诊断急性脑梗死、诊断恶性肿瘤及转移灶等，从图 2-7（a）中可以看到高信号的急性期脑梗死灶。

灌注加权成像（Perfusion Weighted Imaging，PWI），与 CT 灌注检查相似，可以经由静脉注射对比剂或通过标记动脉内氢质子成像，显示组织或病变的血流灌注情况。图 2-7（b）所示的为正常颅脑的灌注加权成像。

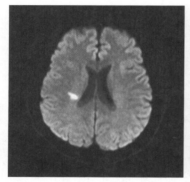 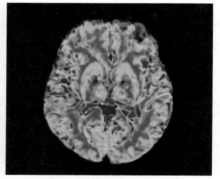

（a）扩散加权成像　　　　　　　　　（b）灌注加权成像

图 2-7　功能磁共振成像

除此之外，还有在医院中相对不常见的扩散张量成像（Diffusion Tensor Imaging，DTI）以及血氧水平依赖功能磁共振成像（Blood Oxygen Level Dependent fMRI，BOLD-fMRI）。

2.1.4　超声成像

超声成像主要利用超声波的物理特性（主要包含超声的指向性、反射、折射、散射、衍射、相干、衰减、多普勒效应等）对人体进行检查。当超声波在人体中传播时，入射的超声波由于经过的组织、器官、病变不同而产生不同的衰减，这些衰减信息经过接收、放大和处理后就形成了我们最终所看到的声像图。

超声检查主要包含 A 型超声检查、B 型超声检查、M 型超声检查和 D 型超声检查。其中，A 型超声检查的声像图属于一维波形图，它是通过固定超声探头进行检查，以超声的传播和反射时间为横坐标、以反射波幅为纵坐标形成的回声图。由于 A 型超声检查的局限性较多，目前已基本被 B 型超声检查所替代。

B 型超声也称二维超声。B 型超声检查能够实时、动态、清晰地显示检查部位的解剖结构，目前较多地运用在临床检查中，也逐渐被大众所熟知。在 B 型超声检查的声像图中，回声的强弱由不同辉度的光点表示，回声越强则光点越亮。

M 型超声检查也是目前较为广泛应用的一种检查方式，是在 B 型超声检查的基础上加入了慢扫描波，使回声光点沿水平方向移动，以此获得时间 - 距离曲线，从而可以动态地观察心血管形态结构及功能状态等。

D 型超声也就是我们经常提到的多普勒超声。科学研究表明，人体内的心脏、血流是处于运动中的，当医生使用超声探头对其进行检查时，由于探头与反射界面之间存在相对运动，反射声波的频率随运动状态的改变而产生变化，即产生了多普勒效应。D 型超声检查利用这种效应可以无创观察人体血流及组织运动的速度、方向等。

2.1.5　心电图

心电图检查主要利用了心脏的心房和心室在每次机械收缩前产生的电激动，这些电激动可以经过人体组织传到体表，使用心电图机对这些传递到体表的每一个心动周期的心电变化进行记录，就得到了我们所能看到的心电图。

心电图机记录下来的这些心电变化会显示在心电图纸上。心电图纸由长、宽均为 1mm 的小方格组成，要看懂心电图，首先需要了解这些小方格所代表的含义。在心电图纸上，横坐标代表时间，一般采用 25mm/s 的形式来计算，因此每个小横格为 1mm=1/25s，即 0.04s；心电图的纵坐标代表电压，每个纵向的小方格为 1mm=1/10mv，即 0.1mv。

心脏的每一次心动周期都会产生不同的波段，这些波段分别有不同的命名。在图 2-8 中，P 波代表左、右心房除极时电位变化，其综合向量指向左前下方。P-R 间期代表房室传导时间，正常时间为 0.12 ～ 0.20s。QRS 波群代表心室除极电位和时间的变化，正常时间为 0.06 ～ 0.10s，最长不超过 0.11s。ST 段代表左、右心室全部除极完毕到快速复极的时间。ST 段正常位于等电位线水平，它的抬高或压低都表明心脏出现了疾病。T 波代表心室兴奋后再极化的过程，波幅较低而波宽较长。U 波是出现在 T 波后的短而低的波。通过测量每种波形的波幅及时间，医生可以评估心电图是否存在异常，并以此作为诊断的依据。

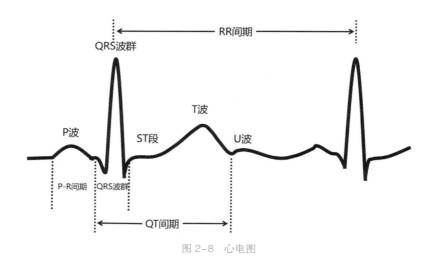

图 2-8　心电图

2.2　常见的影像格式

医学图像文件格式是一种将图像相关的信息存储在计算机文件中的标准化方法，可供使用者获取所需信息和软件正确解析信息并可视化图像。医学图像文件通常包括两部分信息，即元数据和影像数据。

除了图像的影像数据，医学图像文件中和图像相关的数据被称为元数据。元数据通常存储在文件的开头，比如图像尺寸、像素深度、图像分辨率、单像素采样数等，其中像素深度是指在计算机中编码单个像素信息所用的位数。单像素采样数即组成图像的单独平面数量，一般为 1 或者 3，其中 1 表示灰度图像或者基于调色板的图像，3 表示 RGB 图像。

医学图像文件格式可以分成两种：一种是用于诊断模式的标准化格式，如 DICOM；另一种是方便和加强后处理、分析的格式，如 Analyze、Nifti 和 Minc。医学图像文件通常使用以下两种配置之一进行存储：一种是将元数据和图像数据存储在一个文件中，如 DICOM、Nifti 和 Minc；另一种是将元数据和图像数据分别存储，如 Analyze。

2.2.1　DICOM

DICOM 是医学图像信息和相关数据的一种通信和管理标准，在存储和传输医学图像时多有涉及。DICOM 一直是现代放射成像的发展核心，包括用于射线照相、超声检查、CT、

MRI 和放射治疗等成像模式的标准。DICOM 还包括图像交换的协议（例如通过 DVD 等便携式媒体）、图像压缩、3D 可视化、图像呈现和结果报告。

1. DICOM的数据结构

DICOM 的核心是数据集（data set），它包含真实世界对象的信息。其中，数据集由数据元素（data element）构成，数据元素包含对象已编码的属性值。DICOM 的数据集和数据元素格式如图 2-9 所示。

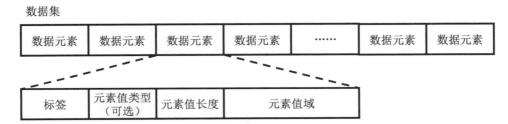

图 2-9　DICOM 的数据集和数据元素格式

数据元素可分为 3 种不同结构，这 3 种结构都包含标签（tag）、元素值长度（Value Length，VL）和元素值域。不同之处在于，其中两种结构含有数据元素的元素值类型（Value Representation，VR），称为显式 VR，但元素值长度的表达方式不同；最后一种结构不包含 VR，称为隐式 VR。其中，隐式 VR 和显式 VR 数据元素不应在数据集及其内嵌套的数据集中共存。数据集使用显式或隐式 VR 是由协商的传输格式决定的。

（1）标签：数据元素的标识符，用十六进制进行表示，格式为 [gggg, eeee]，其中 gggg 等于组号，eeee 等于该组内的元素号。按照组号的奇偶性不同，DICOM 数据元素可以分为两种：标准数据元素，其组号为偶数，其含义在标准中已定义；私有数据元素，其组号为奇数，其描述信息的内容由用户自己定义。

（2）元素值类型：描述了数据元素值域中值的数据类型和格式。用两字节字符串表示，共有 27 种。

（3）元素值长度：包含数据元素值域的长度。一种是 16 位或 32 位，设置为无符号整数，取决于 VR 以及 VR 是显式还是隐式。值得注意的是，该长度不包括数据元素标签、元素值类型和元素值长度的长度。另一种是 32 位，设置为未定义长度（FFFFFFFFH）。未定义的长度可用于元素值类型为 SQ 和 UN 的数据元素。对于元素值类型为 OW 或 OB 的数据元素，根据协商的传输格式决定是否使用未定义长度。

（4）元素值域：包含数据元素的值，用偶数字节表示，其值类型由 VR 指定。值域可以包含值的多样性（Value Multiplicity，VM），VM 即该数据元素中值的数目。如果值的数目可变，则用"a-b"格式进行表示。例如"1-10"则表示值域中可能有 1 到 10 个值。

2. Pydicom

此处将基于 Python 语言，结合 pydicom 包对 DICOM 文件进行解析。DICOM 文件的扩展名通常为".dcm"，其主体内容是数据集（dataset）。数据集可分为两部分：一部分是 DICOM 文件的元数据，用于支持 DICOM 文件格式的文件元信息格式化；另一部分是数据集的主体信息。读取 DICOM 文件代码如清单 2-1 所示。

清单 2-1 读取 DICOM 文件

```
import pydicom
from pydicom.data import get_testdata_files
# 获取 Pydicom 内置 DICOM 文件
filename = get_testdata_files(MR_small.dcm)
# 读取 DICOM 文件
ds = pydicom.dcmread(filename[0])
print(ds)

# 头部信息
Dataset.file_meta ------------------------------
(0002, 0000) File Meta Information Group Length UL: 190
(0002, 0001) File Meta Information Version       OB: b'\x00\x01'
......
# 主体信息
-------------------------------------------------
(0008, 0012) Instance Creation Date        DA: '20030903'
(0008, 0013) Instance Creation Time        TM: '150031'
......
```

数据集数据结构类似于词典，键为 DICOM 的标签，值为数据元素对象，代码如清单 2-2 所示。

清单 2-2 数据集数据结构

```
print(ds[0x08, 0x60])
(0008, 0060) Modality CS: 'MR'
```

不同于词典的是，词典迭代产生的是键，而数据集迭代产生的是主体信息中的数据元素对象。迭代 DICOM 数据集代码如清单 2-3 所示。

清单 2-3　迭代 DICOM 数据集

```
# DICOM 数据集迭代输出
for i in ds:
    print(i)

(0008, 0012) Instance Creation Date        DA: '20030903'
(0008, 0013) Instance Creation Time        TM: '150031'
......
# 词典迭代输出
d = dict(a=1, b=2, c=3)
for j in d:
    print(j)


a
b
c
```

获取特定数据元素的值有两种方式：一种是直接调用数据集的关键词（keyword）属性；另一种是先通过数据集的标识（tag）或关键词，获取数据元素本身，再通过访问该数据元素的值（value）属性。获取数据元素值信息，注意关键词的编码是十六进制，所以需要在前面加上"0x"。获取数据元素值信息的代码如清单 2-4 所示。

清单 2-4　获取数据元素值信息

```
# 第一种访问方式
print(ds.Modality)
'MR'
# 第二种访问方式
print(ds[0x08, 0x60].value)
'MR'
print(ds['Modality'].value)
'MR'
```

数据元素的值分为 3 种类型（见清单 2-5）：一是常规值，如单个的数值或者字符串等；二是序列（sequence），序列对 list 类进行了包装，其内的元素由数据集对象组成；三是列表（list），列表中元素为常规值。

清单 2-5　数据元素值类型

```
ds = pydicom.dcmread(get_testdata_files('liver_1frame.dcm'))
# 一、常规值
print(ds[0x08, 0x20].value)
'20030417'
```

```
# 二、序列
print(ds[0x20, 0x9222]) # 序列输出
(0020, 9222) Dimension Index Sequence            SQ: <Sequence, length 2>

print(type(ds[0x20, 0x9222][0])) # 序列元素类型
<class 'pydicom.dataset.Dataset'>

print(ds[0x20, 0x9222][0]) # 序列中的元素可通过索引获取

(0020, 9164) Dimension Organization UID           UI:
1.3.6.1.4.1.43046.3.0.42154.1458337731.665797
(0020, 9165) Dimension Index Pointer               AT: (0062, 000b)
(0020, 9167) Functional Group Pointer              AT: (0062, 000a)
(0020, 9421) Dimension Description Label           LO: 'ReferencedSegmentNumber'

# 获取序列中数据集的数据元素
print(ds.DimensionIndexSequence[0].DimensionIndexPointer)
(0062, 000b)

# 三、列表
print(type(ds[0x62,0x02][0][0x62,0x0d].value))
<class 'list'>

print(ds[0x62,0x02][0][0x62,0x0d].value)
[41661, 41167, 40792]
```

修改、删除数据元素以及保存 DICOM 文件的代码如清单 2-6 所示。

清单 2-6　修改、删除以及保存

```
# 修改
ds.PatientName = 'John'
ds[0x10, 0x20].value = '1234'
# 删除
del ds.PatientName
del ds[0x10, 0x20]
# 保存
ds.save_as['1.dcm']
```

DICOM 文件通常包含一个或多个影像数据，保存在类似 [7EE0, 0010] 的数据元素中。可通过访问 “PixelData” 获取原始字节数据，实现代码如清单 2-7 所示。

清单 2-7　获取原始字节数据

```
filename = get_testdata_files('CT_small.dcm')
ds = pydicom.dcmread(filename)
pixel_bytes = ds.PixelData
```

```
print(pixel_bytes)
b'\x00\x00\x00\x00\x00\x00\x00\x00\x00\x00\x00\x00\x00\x00\x00\x00\x00\x00
    \x00\x00\x00\x00\......'
```

通过清单 2-8 所示的方式，你可以更方便地获取到 numpy.array 格式的影像数据。

清单 2-8　获取 numpy.array 格式的影像数据

```
arr = ds.pixel_array
print(arr.dtype, arr.shape)
uint8 (512, 512)
```

DICOM 的主要参数如表 2-1 所示。

表 2-1　DICOM 的主要参数

标签	关键词	含义	举例	备注
（0025, 0002）	SamplesPerPixel	单个像素的取样数	1	对于 CT、MR、DR 等灰度图像都是 1；对于彩超等彩色图像是 3，分别表示 R、G、B 通道
（0028, 0008）	NumberOfFrames	图像的帧数	1	—
（0028, 0010）	Rows	图像的高度	64	—
（0028, 0011）	Columns	图像的宽度	64	—
（0028, 0030）	PixelSpacing	图像像素间距	[0.3125, 0.3125]	—
（0028, 0100）	BitsAllocated	单像素分配位数	8	1 或 8 的倍数
（0028, 0101）	BitsStored	单像素存储位数	8	实际表示像素数值用到的位数。其值不能大于 BitsAllocated
（0028, 0103）	PixelRepresentation	像素类型	0	0 表示无符号类型，1 表示有符号类型。
（0028, 1050）	WindowCenter	窗位（WC）	50	将数值范围是 WC ± WW/2 的像素线性映射到 0 ~ 255
（0028, 1051）	WindowWidth	窗宽（WW）	500	—

2.2.2　Analyze

　　Analyze 创建于 20 世纪 80 年代末，是美国商业软件 Analyze 所采用的文件格式。Analyze 格式包括两个二进制文件：一个是以 ".img" 为扩展名的数据文件，包含影像的像素数据；另一个是包含元数据的头文件，其扩展名为 ".hdr"。

　　Analyze 格式存在一些限制，比如无法支持无符号 16 位数据格式、元数据不包含图像方向，目前该格式已逐渐被 Nifti 格式取代。

2.2.3 Nifti

Nifti 是美国国立卫生研究院（National Institutes of Health）的一个委员会在本世纪初创建的一种文件格式，Nifti 之所以出现，是为了创建一种神经成像格式，在保持 Analyze 格式优点的同时解决其缺点所带来的问题。我们可以将 Nifti 视为一种经过优化的 Analyze 格式。相比 Analyze 格式，Nifti 可支持无符号 16 位数据格式，还添加了一些元数据（如图像方向），可以帮助使用者区分左、右结构。

Nifti 格式的图像可保存为扩展名为 ".nii" 的文件，其中包含元数据和像素数据。由于 Nifti 格式与 Analyze 格式之间的关系，这种格式的图像也可保存为独立的头文件和数据文件。

此处我们将基于 Python 语言，结合 nibabel 包对 Nifti 文件进行解析。在 nibabel 包中，影像由三部分组成：一是 N-D 影像数据；二是 (4, 4) 仿射矩阵，映射矩阵坐标到某些 RAS+ 世界坐标空间中的坐标；三是影像元数据。Nifti 格式文件解析的代码如清单 2-9 所示。

清单 2-9　Nifti 格式文件解析

```
import os

import nibabel as nib
from nibabel.testing import data_path

file_path = os.path.join(data_path, 'example4d.nii.gz')
img = nib.load(file_path)
# 放射矩阵
affine = img.affine
print(affine)

[[-2.00000000e+00   6.71471565e-19   9.08102451e-18   1.17855103e+02]
 [-6.71471565e-19   1.97371149e+00  -3.55528235e-01  -3.57229424e+01]
 [ 8.25548089e-18   3.23207617e-01   2.17108178e+00  -7.24879837e+00]
 [ 0.00000000e+00   0.00000000e+00   0.00000000e+00   1.00000000e+00]]

# 元数据
header = img.header
print(img.header)

<class 'nibabel.nifti1.Nifti1Header'> object, endian='<'
sizeof_hdr    : 348
data_type     : b''
......
```

```
# 访问
print(header['sizeof_hdr'])
348
# 修改
header['sizeof_hdr'] = 200
# 读取影像数据
data = img.get_fdata()
print(data.dtype, data.shape)
float64 (128, 96, 24, 2)
# 保存影像
nib.save(img, '1.nii.gz') # 第一种方式
img.to_filename('2.nii.gz') # 第二种方式
```

2.2.4 Minc

Minc 格式由加拿大蒙特利尔神经研究所于 1992 年开始开发，旨在为医学成像提供一种灵活的数据格式。Minc 先后有两个版本，分别为 Minc 1 和 Minc 2。其中 Minc 1 基于 NetCDF（Network Common Data Format），目前已经停止维护；而 Minc 2 基于 HDF 5（Hierachical Data Format version 5），其目的在于克服 Minc1 对于大数据文件的限制和提供其他新功能。加拿大麦吉尔大学 McConnell 脑成像中心开发了一款可查看 Minc 格式影像的软件，并提供了一套程序，可以在 DICOM 和 Nifti 格式之间以及在 Minc 1 和 Minc 2 之间进行文件的转换。

2.3 小结

在本章中，我们对医疗工作中一些常见的医学图像数据及其格式进行了简要梳理，并基于 Python 语言以及 Pydicom 库对最为常用的 DICOM 影像格式进行重点介绍，以帮助相关工作者了解医学图像数据的特点。在本书后续几章的实战部分，我们使用的数据是 DICOM 影像格式和 Nifti 影像格式的。

2.4 参考资料

MINC software library and tools. (accessed in June 2013).

第 3 章

数据标注

在深度学习领域，数据对模型结果的影响至关重要，而标注数据的选择、标注质量的高低都会影响机器学习的结果。要得到更精确的标注结果，可以采用多种方法，其中人工标注是最常使用的一种。目前已有的标注软件中，3D Slicer 应用较为广泛，它是一款开源的医学图像分析和可视化软件，其功能全面且简单易学。在本章中，我们将重点介绍 3D Slicer 软件的基本使用方法。

3D Slicer 支持读 / 取及导出文件扩展名为 .dcm、.nii、.mha 等的多种数据文件，并提供了非常丰富的交互和可视化界面，支持导入医学图像并在 2D、3D 的模式下进行影像的分割、重建、配准、测量等操作。本书使用的是 3D Slicer 4.11。

3.1 界面介绍

打开 3D Slicer 软件后，可看到图 3-1 所示的初始界面。初始界面的左侧为操作界面；右侧为视图界面，可以自动显示导入数据的冠状位、矢状位及轴位图像。上方第一栏为系统主菜单栏，第二栏为工具栏。用户可以根据自己的喜好对初始界面的布局进行调整。

位于第一栏的系统主菜单栏包括 File（文件管理）、Edit（编辑）、View（图形用户接口）和 Help（帮助）菜单。使用这些菜单，我们可以完成 3D Slicer 的基本操作、更改页面布局、与软件进行交互等操作。

（1）File（文件管理）：如图 3-2 所示，主要用于添加 / 保存数据文件，还可以快捷查看最近加载过的文件、下载样本数据。

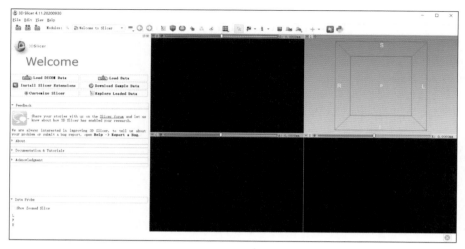

图 3-1 3D Slicer 初始界面

（2）Edit（编辑）：如图 3-3 所示，主要用于对软件进行设置，可以修改插件存储路径、添加或删除快捷工具栏等，还可以对图像进行裁剪和粘贴。

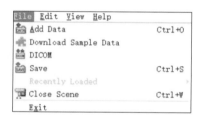

图 3-2 File 菜单

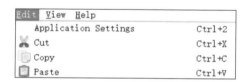

图 3-3 Edit 菜单

（3）View（图形用户接口）：如图 3-4 所示，其中包括各类交互工具，例如 Extension Manager（扩展模块管理）、Python Interactor（Python 交互）、Toolbars（工具栏管理）等。

（4）Help（帮助）：如图 3-5 所示，可用于查看操作快捷方式，浏览 3D Slicer 官网中的教程、论文等。

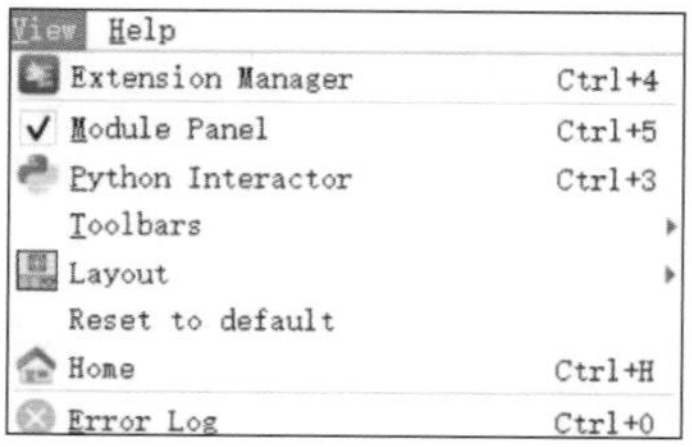

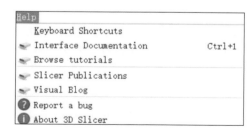

图 3-4 View 菜单

图 3-5 Help 菜单

位于界面上方第二栏的是工具栏，可供用户通过不同工具实施查看图像、标注标签等操作。3D Slicer 的工具有很多，安装软件后工具栏中会自动出现一些快捷工具图标，而用户可以根据个人需求自定义添加或删除这些图标。工具栏中较常用的几种工具如图 3-6 所示。

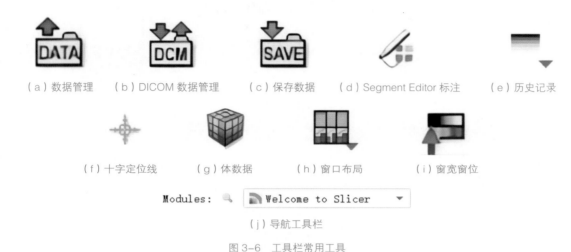

（a）数据管理　　（b）DICOM 数据管理　　（c）保存数据　　（d）Segment Editor 标注　　（e）历史记录

（f）十字定位线　　　（g）体数据　　　（h）窗口布局　　　（i）窗宽窗位

（j）导航工具栏

图 3-6　工具栏常用工具

（1）数据管理：选择本地文件夹，并将文件夹中的数据导入 3D Slicer。

（2）DICOM 数据管理：添加或删除导入的 DICOM 数据文件。

（3）保存数据：保存标注好的数据文件。

（4）Segment Editor 标注：支持 2D 及 3D 标注模式。

（5）历史记录：最多可显示 8 种近期用过的工具。

（6）十字定位线：显示 / 隐藏十字定位线，长按 Shift 键并移动鼠标可移动定位线。

（7）体数据：显示标注图像及标签的空间位置、大小、窗宽、窗位等参数。

（8）窗口布局：有多种显示模式可供选择，可根据需求更改为单窗口、多窗口等显示模式。

（9）窗宽窗位：按住鼠标左键移动鼠标，可手动调整窗宽、窗位。

（10）导航工具栏：单击下拉列表框，可以看到 3D Slicer 所有工具。

另外，下载 3D Slicer 软件后，工具栏只会自动显示默认常用工具，若有其他常用工具需要添加，可使用 Edit 下的 Application Settings 功能，在设置窗口中将想要的工具拖动到工具栏内，如图 3-7（a）和图 3-7（b）所示。在工具栏空白处单击鼠标右键，也可以通过勾选的方式由用户决定需要显示 / 隐藏的工具，如图 3-7（c）所示。

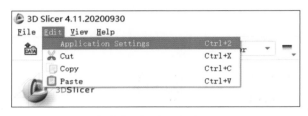

（a）Application Settings

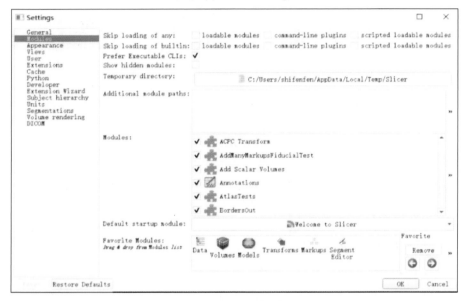

（b）拖动工具到工具栏

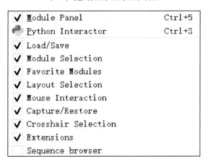

（c）显示 / 隐藏工具

图 3-7　添加工具

3.2 开始标注

以脑部MRI图像为例，导入图像时，我们可以将图像文件直接拖动到3D Slicer软件中，如图 3-8 所示。对于本文中所使用的 3D Slicer 4.11 来说，这里是没有什么限制的。但是如果使用的是较早版本的软件，此处需要特别注意，存放数据文件的文件夹全路径中不能有中文。

通常，3D Slicer 会自动给出图像的初始窗宽、窗位，若需要自主调节，可以使用前文提到的位于工具栏中用于调节窗宽、窗位的工具进行调节，如图 3-8 中红色箭头所示。需要注意的是，同一类数据的窗宽、窗位要尽可能保持在同样的范围内，以最大限度地保证标注的一致性。调节至合适的窗宽、窗位后，可单击白色箭头所示的 Segment Editor 工具图标开始标注。

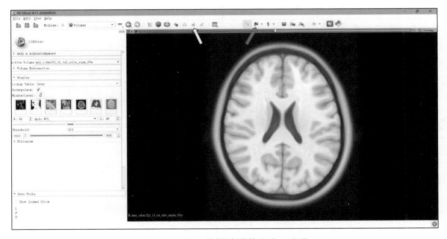

图 3-8 导入数据并调整窗宽、窗位

单击 Segment Editor 工具图标后，可见如图 3-9 所示的标注界面。其中，我们可以在红色方框处选择标注的图像数据及需要标注的 Segment，在黄色方框处对标注了的 Segment 进行一些操作，具体如下。

（1）Add ：增加新的 Segment，并显示在界面下方。

（2）Remove ：移除不需要的 Segment。

（3）Show 3D ：以 3D 形式显示标注了的 Segment。

（4）Segmentations ：导入或导出全部标注的 Segment。

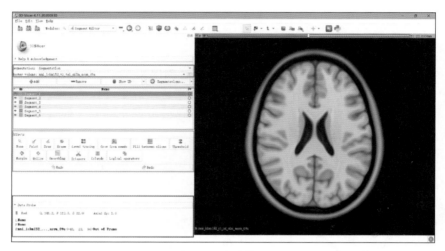

图 3-9　标注界面

我们可以在绿色方框处看到所添加的全部 Segment。单击每个 Segment 前方眼睛状的图标可以显示 / 隐藏该 Segment，双击每个 Segment 眼睛状图标后方的色块可以更改每个 Segment 的颜色。同样，双击每个 Segment 的名称，也可以对其进行更改。

位于蓝色方框处的就是标注时需要用到的工具，其中一些比较常用的工具的作用如下所示。

（1）None：不进行操作，仅显示鼠标指针。

（2）Paint：画笔，可以根据需要分别在 2D 及 3D 图像上进行操作。

（3）Erase：橡皮，与画笔相对应，可以擦除多余的标签。

（4）Threshold：阈值，可以根据标注需求选取标注所需要的阈值，仅标注阈值以内的区域。

（5）Margin：等比例扩大或缩小 Segment 的边界。

（6）Smoothing：使 Segment 的边缘更平滑。

（7）Scissors：剪刀，可以在 2D 或 3D 状态下对图像进行修剪。

（8）Islands：以一个连通域为单位，保留 / 移除 / 分离选定的连通域。

（9）Logical operators：逻辑运算，对选择的 Segment 进行加、减、清除等操作。

（10）Undo：撤销。

（11）Redo：还原。

我们可以在紫色方框处看到图像的一些信息，例如层厚、鼠标指针所在位置的坐标、

CT 值等。

　　下面我们将以一幅颅脑 MRI 图像为例，标注出图像中双侧大脑半球的部分。

　　如图 3-10 所示，标注时，可以先单击 Threshold 工具图标，在下方的 Threshold Range 处选取合适的阈值，选定后单击 Apply 确认选定区域。此时需注意，在开始标注每一例数据时，我们都要在标注工具下方红色箭头所指的地方选择 Allow overlap，避免标注时同时对多个 Segment 进行操作。

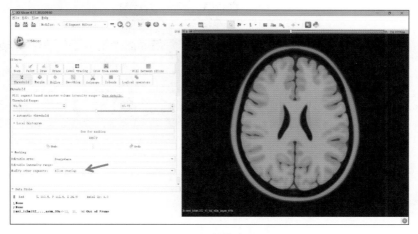

图 3-10　阈值选取

　　确定阈值后，可以看到如图 3-11 所示的状态。接下来，单击 Scissors 工具图标进行裁剪，长按鼠标右键旋转 3D 图像，寻找到合适的位置后长按鼠标左键将图像中不需要标注的骨骼、小脑、脑干等结构裁剪掉。

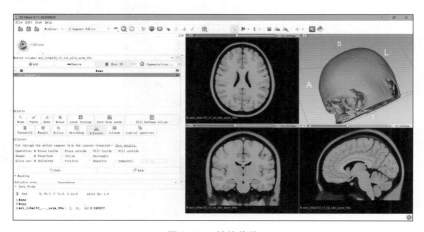

图 3-11　结构裁剪

裁剪时，可以结合 Islands 工具使用，选择 Keep selected island 后，单击覆盖了双侧大脑半球部分的标签，去除不与其相连的 Segment，如图 3-12 所示。

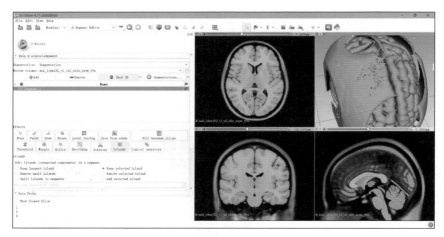

图 3-12 使用 Islands 工具裁剪

此时一个大脑半球的 Segment 基本已经成形，然后我们可以根据机器学习的需求，使用 Paint 和 Erase 工具逐层对标注的部分进行细化。精细标注的流程如下。

如图 3-13 所示，单击红色方框处的 Add 选项，增加一个新的 Segment，单击红色箭头所示的眼睛状图标，可以让做好的标签不可见。

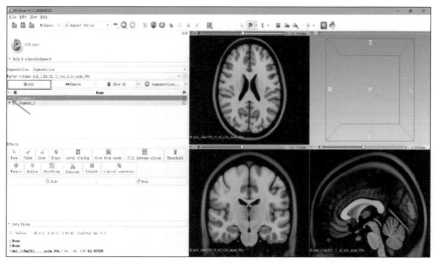

图 3-13 增加新 Segment

单击新生成的 Segment_2 进行编辑，选择如图 3-11 所示的 Paint 工具，可以逐层对图像进行勾画。如果勾画有误，我们可以使用 Erase 工具擦除。由于需要精细勾画，我们可以选择右侧视图窗口红色箭头所示的工具将原本覆盖于图像表面的标签改换为中间空白、仅显示边缘的样式，如图 3-14 右侧视图窗口所示。

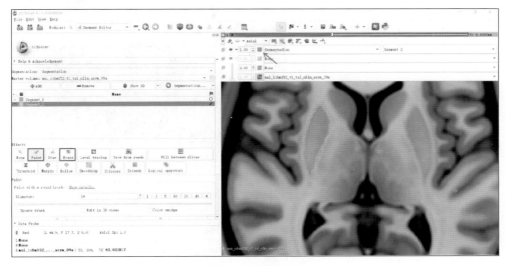

图 3-14 精细勾画

在某些情况下，所要标注的医学数据图像层厚很薄，使用 Paint 工具逐层进行勾画有点浪费时间。此时如果深度学习对于标注结果要求不是非常精细，可以使用标注工具中的 Fill between slices 进行标注。

我们可以在使用 Paint 工具进行标注时先跳过某些层，此时的标注结果如图 3-15 所示，在右侧视图窗口的 3D 界面中，可以看到标注是有间隔的。然后选择 Fill between slices，单击红色箭头所示的 Initialize，就可以预览填充后的效果——我们可以根据需求增加或修改已经标注的这些层。确认无误后单击 Apply，就得到图 3-16 所示的填充效果，可以看到之前层与层之间的间隙已经被填充好了。

需要注意的是，这项功能是根据标注人员实际标注的每一层的标签来连接的，与实际的图像特点没有任何关系。所以，填充后请务必检查一遍，查看是否有标签边界与图像实际显示不符的情况，若出现这种情况，则需要使用 Paint 和 Erase 工具进行修改。

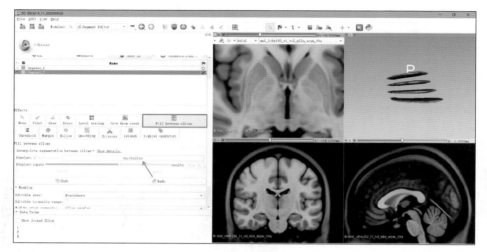

图 3-15　自动填充

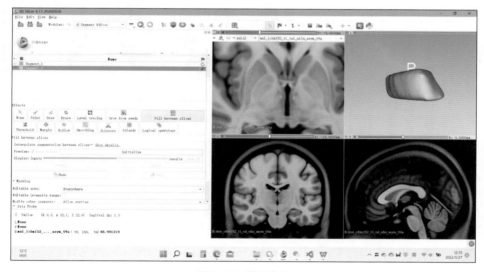

图 3-16　填充效果

有时，在逐层手动标注完成后，你会发现 3D 界面中标注的表面不够平滑，如图 3-17 所示，此时可以使用 Smoothing 工具进行平滑操作，根据实际情况可以调节平滑时 Kernel size 的数值。平滑效果如图 3-18 所示。

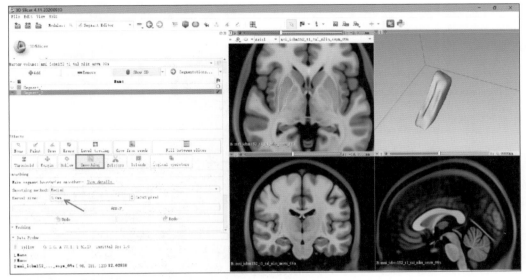

图 3-17　自动平滑

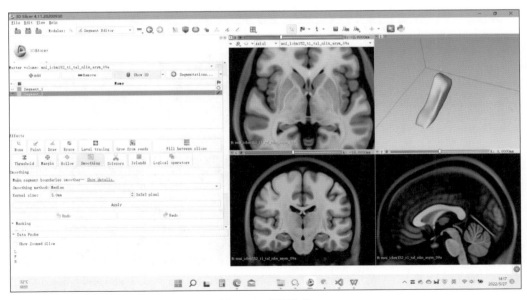

图 3-18　平滑效果

　　根据实际标注需求，采用上述方法勾画出想要的部分，就可以保存了。你可以直接保存，也可以将这些 Segment 合并保存。合并保存的方法是：单击 Logical operators 工具，选择 Add 选项，就可以将这些 Segment 合并起来，如图 3-19 和图 3-20 所示。

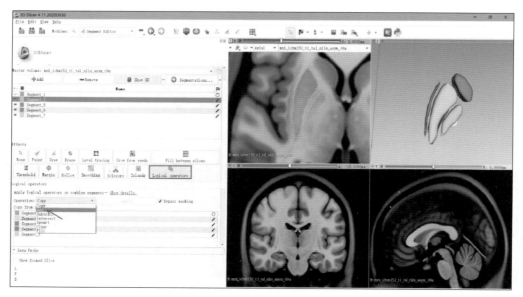

图 3-19　合并 Segment

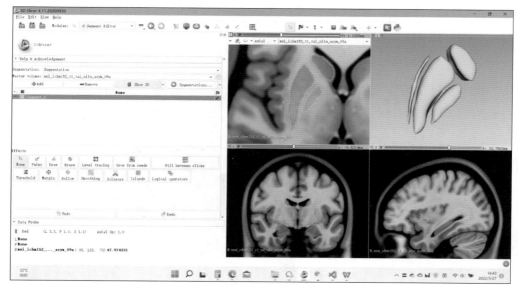

图 3-20　合并效果

　　标注完成后，你可以单击保存数据工具图标进行保存，如图 3-21 中的红色箭头所示。在弹出的对话框内，红色方框处显示的就是最终输出的标签了，可以在此修改标签的名称、格式以及存储路径。

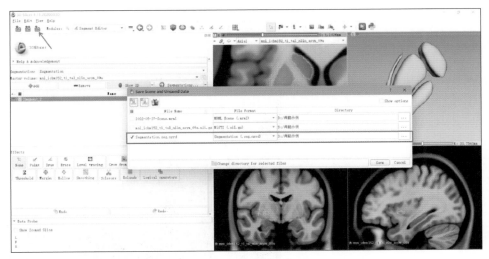

图 3-21　保存方法

　　需要注意的是，使用上述方式只能有 .nrrd 一种保存格式。如果对标签格式有更多的要求，那么可以单击图 3-22 所示的工具将标注好的 Segment 导出。

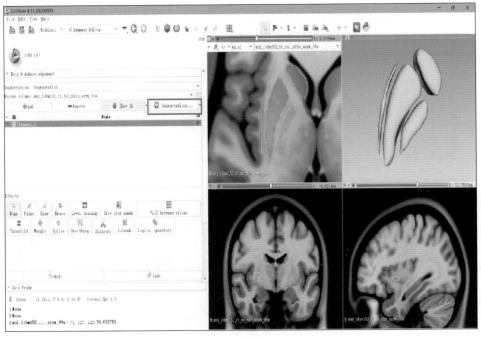

图 3-22　导出 Segment

进入如图 3-23 所示的导出界面后，在 Export/import models and labelmaps 下选择 Export 和 Labelmap 后，单击 Export 即可将其导出。

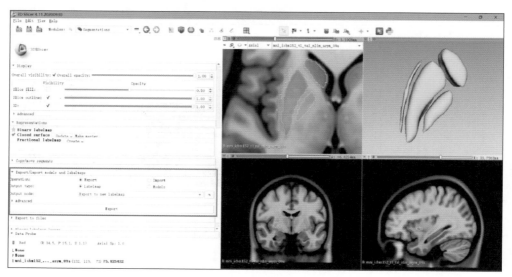

图 3-23 选择导出形式

完成操作导出后，再单击保存数据工具图标加以保存，如图 3-24 所示。可以看到，File Format 下拉列表框中有多种保存格式，可供标注人员自行根据需求选择保存格式。

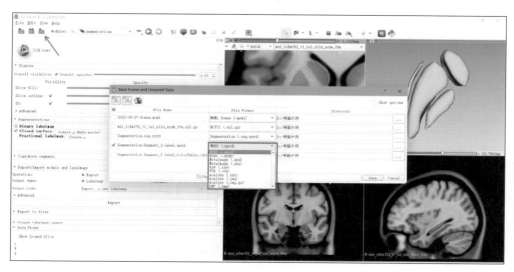

图 3-24 完成标注并保存

3.3　小结

3D Slicer 软件的功能非常多。在本章中，我们仅对其常用的部分作了简单讲解。相关工作者在时间允许的情况下，可以进行更深入的探索。熟练掌握这款软件后，对其标注工具进行多种排列、组合，你就可以快速实现标注目的。

3.4　参考资料

Fedorov A, Beichel R, Kalpathy-Cramer J, et al. 3D Slicer as an Image Computing Platform for the Quantitative Imaging Network. Magnetic Resonance Imaging. 2012 Nov; 30(9): 1323-41. PMID: 22770690.

第 4 章

医学数字图像处理

数字图像处理是指利用计算机对图像进行去噪、增强、特征提取等处理。该技术早期旨在通过改善图像质量来适应人的视觉习惯，但随着计算机技术、数学理论及工业化的急速发展，现已成为计算机视觉高级任务（如图像识别、目标检测、语义分割等）的重要组成部分，广泛应用于生物医学、航空航天、工业检测、农业水利等领域。

近年来，医学数字图像逐渐成为辅助医生诊断的重要手段。在实际诊断中，由于设备质量、操作规范性等原因，医学数字图像的成像质量往往参差不齐。作为医学成像技术的发展基础，医学数字图像处理技术也在不断发展。随着机器学习、深度学习技术浪潮的到来，各类 AI 模型在诸如病灶识别、检测、分割等任务上日趋接近医生的水平，但由于 AI 技术对于数据的依赖，医学数字图像特有的设备差异、多模态、噪声等问题，会对模型的训练造成很大的困难。因此，现阶段的医学数字图像处理通常用于 AI 模型的数据预处理以及输出后处理环节，以期降低 AI 模型训练的难度，提升模型输出的精度。

在本章中，我们主要从深度学习的角度阐述特征工程中的主流医学数字图像处理技术，包括插值、重采样、信号强度直方图的分析与均衡化、数据归一化、连通域分析以及形态学方法；还会讲解实际模型训练中常见的数据增强方式、弹性形变以及基于 TensorFlow 的在线数据增强方法。本章基于 Python 语言实现算法，使用 SimpleITK、NumPy、scikit-image、elasticdeform、math、TensorFlow、Matplotlib 库进行相关代码的实现与可视化。

我们先来导入相关的库，如清单 4-1 所示。

清单 4-1　导入相关的库

```
import math
import SimpleITK as sitk
import matplotlib.pyplot as plt
import numpy as np
import elasticdeform as edf
from skimage import measure, color, morphology, transform, exposure, data, io
import Tensorflow as tf
```

4.1　数据预处理

从实际场景中获得的原始数据通常存在各式各样的问题，例如尺寸上的不统一、分布的差异性、图像对比度不理想等，这就导致其无法直接用于模型的训练。因此，在获得原始数据后，通常要对其进行预处理，使其达到使用标准。

4.1.1　插值

插值法是一种常见的图像处理算法。当需要对图像进行缩放、旋转等操作时，图像上会产生未知的像素点，而插值的目的就是根据该像素点周围像素的信息来预测其值。

最为常见的插值法有最近邻插值法（nearest-neighbor interpolation）以及双线性插值法（bilinear interpolation）。

最近邻插值法是最简单的插值法，又称为零阶插值，其原理如图 4-1 所示。采用最近邻插值法会令变换后的像素值等于距离它最近的输入像素的像素值。该方法速度很快，但是放大后图像边缘常有锯齿状。

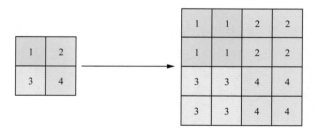

图 4-1　最近邻插值法的原理

线性插值的原理如图 4-2（a）所示，已知 Q_1 和 Q_2 这两点的像素值分别为 y_0 和 y_1，则 $[x_0, x_1]$ 区间内坐标 x 处的位置像素值 y 可用式（4-1）求得。

$$y = \frac{x_1 - x}{x_1 - x_0} y_0 + \frac{x - x_0}{x_1 - x_0} y_1 \qquad\qquad 式（4-1）$$

在此基础上，如果在两个方向上分别进行线性插值，即为双线性插值，如图 4-2（b）

所示。设待求的 P 点坐标为 (x, y)，其像素值为 $f(P)$，且已知周围 4 个点 Q_{11}、Q_{12}、Q_{21}、Q_{22} 及其对应像素值 $f(Q_{11})$、$f(Q_{12})$、$f(Q_{21})$、$f(Q_{22})$，可先通过 x 方向的线性插值求得，如式（4-2）和式（4-3）所示。

$$f(R_1) = (x_2 - x)/(x_2 - x_1)f(Q_{11}) + (x - x_1)/(x_2 - x_1)f(Q_{21}) \qquad 式（4\text{-}2）$$

$$f(R_2) = (x_2 - x)/(x_2 - x_1)f(Q_{12}) + (x - x_1)/(x_2 - x_1)f(Q_{22}) \qquad 式（4\text{-}3）$$

随后再根据 y 方向的线性插值，得到式（4-4）所示的结果。

$$f(P) = (y_2 - y)/(y_2 - y_1)f(R_1) + (y - y_1)/(y_2 - y_1)f(R_2) \qquad 式（4\text{-}4）$$

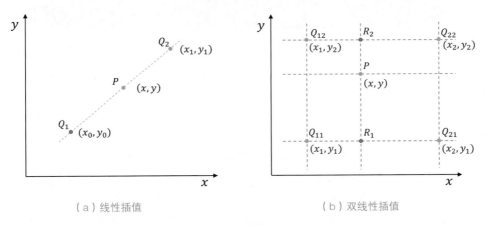

（a）线性插值　　　　　　　　　　（b）双线性插值

图 4-2　插值方法

相比最近邻插值法，双线性插值法的效果更好，但由于引入了更多的计算过程，其速度不及最近邻插值法。同理，双线性插值法可扩展至更高维度的数据。

我们可以基于 Skimage 库通过上述两种插值法进行图像缩放，如清单 4-2 所示。

清单 4-2　线性插值

```
def Linear_interpolation(img, target_shape, interpolation_method):
    if interpolation_method == 'nearest_neighbor':
        return transform.resize(img, target_shape, order = 0, preserve_range = True)
    elif interpolation_method == 'bilinear':
        return transform.resize(img, target_shape, order = 1, preserve_range = True)
    else:
        rasie NameError('Undefined Method.')
```

根据上述代码，两种插值法的可视化结果如图 4-3 所示。

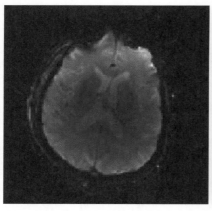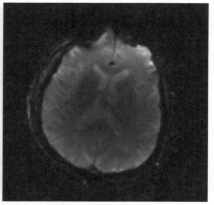

（a）最近邻插值法的可视化结果　　　　　　　　（b）双线性插值法的可视化结果

图 4-3　两种插值法的可视化结果

4.1.2　重采样

与自然影像不同，医学图像中人体部位的真实大小极为重要。设备型号与采集协议的差异，会导致不同来源的数据具有不同的体素间距（spacing），进而使得图像的体素个数（resolution）无法反映真实世界中的人体结构大小，给实际模型训练带来困难。为此，我们需要对医学图像的体素间距进行重采样（resample），以保证数据体素个数可以反映实际成像大小。

由式（4-5）可见，增大图像体素间距会导致体素个数减少。因此，在实际的数据处理工作中，我们应根据后续算法需要，选择合理的体素间距进行重采样。在重采样过程中，涉及图像尺寸的变化，因此我们还需要考虑采用合理的插值法。

$$真实尺寸 = 体素个数 \times 体素间距 \qquad 式（4-5）$$

基于 NumPy 库、SimpleITK 库实现医学数据重采样，可通过指定体素个数或体素间距对图像进行处理，并采用最近邻插值法或线性插值法，如清单 4-3 所示。

清单 4-3　医学数据重采样算法

```python
def Resample(sitkimg, spacing=None, resolution=None, interpolation=0):
    spacing_ori = np.array(sitkimg.GetSpacing())
    resolution_ori = np.array(sitkimg.GetSize())
    inte = sitk.sitkNearestNeighbor if interpolation == 0 else sitk.sitkLinear

    if spacing:
```

```
        f = spacing_ori / spacing
        resolution = np.in32(np.round(resolution_ori * f))
    elif resolution:
        resolution = np.array(resolution)
        f = resolution / resolution_ori
        spacing = spacing_ori / f
    else:
        return sitkimg

    origin = np.array(0.5 * (spacing-spacing_ori) / spacing_ori)
    origin = sitkimg.TransformContinuousIndexToPhysicalPoint(origin)
    rs = sitk.ResampleImageFilter()
    rs.SetOutputSpacing(spacing)
    rs.SetOutputOrigin(origin)
    rs.SetSize(resolution.tolist())
    rs.SetOutputDirection(sitkimg.GetDirection())
    rs.SetOutputPixelType(sitkimg.GetPixelID())
    rs.SetInterpolator(inte)
    rs_sitkimg = rs.Execute(sitkimg)
    return rs_sitkimg
```

我们将体素个数为 (19, 128, 128)、体素间距为 (1.0, 1.0, 1.0) 的数据，重采样为体素个数为 (38, 256, 256)、体素间距为 (0.5, 0.5, 0.5) 的数据，结果如图 4-4 所示。

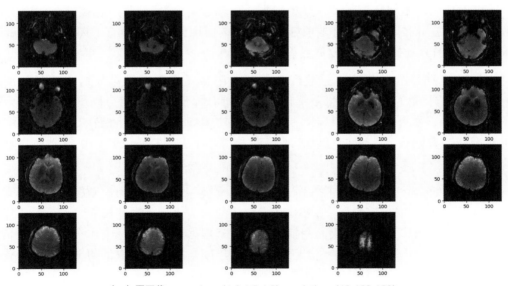

（a）原图像，spacing=(1.0,1.0,1.0),resolution=(19,128,128)

图 4-4　重采样结果

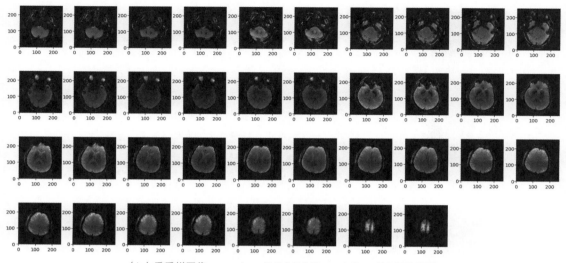

（b）重采样图像，spacing=(0.5,0.5,0.5),resolution=(38,256,256)

图 4-4   重采样结果（续）

4.1.3   信号强度直方图的分析与均衡化

医学图像中，不同数据类型、设备型号会导致数据信号强度分布不统一。直观地可视化数据信号强度分布并据此制订专项处理方法，需要用到信号强度直方图（Signal Intensity Histogram，SIH）。这是我们需要重点关注的。

信号强度直方图是关于信号强度级分布的函数图像，用于对数据中信号强度级分布的统计。信号强度直方图是将数字图像中的所有体素，按照信号强度值的大小，统计其出现的频率。如图 4-5（a）所示，原图像整体偏暗且细节不明显，这会影响图像的分析和后续的算法设计，我们可以针对其直方图分布进行特定处理，以达到图像增强的目的。

如果数据的信号强度直方图占有很多信号强度级并且分布均匀，则图像往往具有更高的对比度以及更好的细节呈现。信号强度直方图的均衡化就是一种仅靠输入信号强度直方图信息就可以自动达到这种效果的变换函数，其基本思想是对图像中体素个数多的信号强度级进行拓宽、对体素个数少的信号强度级进行压缩，从而扩展取值的动态范围，提高对比度并更好地呈现细节度，使得图像更为清晰，如图 4-5（b）所示。

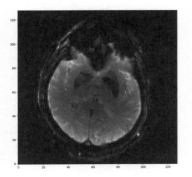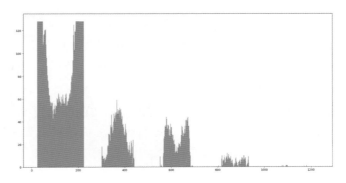

（a）原图像及信号强度直方图

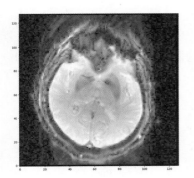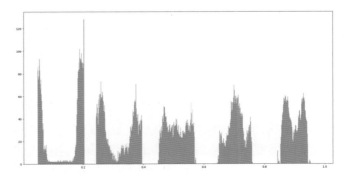

（b）信号强度直方图均衡化结果

图 4-5 信号强度直方图的均衡化

基于 Matplotlib 以及 Skimage 库实现信号强度直方图的均衡化，如清单 4-4 所示。

清单 4-4 基于 Matplotlib 以及 Skimage 库实现信号强度直方图的均衡化

```
def Histogram_equalization(img):
    # 显示原图像
    plt.imshow(img, cmap='gray')
    plt.gca().invert_yaxis()
    plt.show()
    # 显示原图像信号强度
    n, bins, patches = plt.hist(img, bins=5, facecolor='red', alpha=0.75)
    plt.show()
    # 信号强度直方图的均衡化及可视化
    img_res = exposure.equalize_hist(img)
    plt.imshow(img1, cmap='gray')
    plt.gca().invert_yaxis()
    plt.show()
```

```
# 显示均衡化后的信号强度直方图
n1, bins, patches = plt.hist(img_res, bins=5, facecolor='red', alpha=0.75)
plt.show()
return img_res
```

除此之外，在实际处理图像时，如果有合适的模板，那么我们也可以通过直方图匹配（规定化）算法将原数据的信号强度直方图匹配到模板上，从而获得更好的增强效果。这种方法的主要问题在于如何获取合理的模板，目前大多针对具体工程需要，根据经验手动设计与选取信号强度直方图模板。

4.1.4 数据归一化

数据归一化（数据标准化）是数据预处理的重要工作之一。由于原始数据往往分布在不同的量纲，而这会影响到数据分析与模型训练的结果。为消除量纲的影响并提升模型训练速度与预测精度，我们通常会在数据预处理阶段进行数据归一化处理。

常见的数据归一化方法包括区间归一化以及 Z-Score 归一化。

（1）区间归一化（又称为最大最小归一化，即 min-max 归一化）：将图像信号强度按照指定的最大值和最小值进行截断，将剩余的区间映射至 0 ～ 1 区间内。这种方法的特点是对信号值敏感，但对信号值分布不敏感，适用于信号值固定但强度分布不固定的影响，例如 CT 或 CTA 等不同强度值含义固定的图像。然而，强度分布在不同的扫描设备上有差异，有的 CT 机上信号强度最大值为 2048，有的为 3096，因此需要对这类数据进行区间归一化。

（2）Z-Score 归一化：将图像灰度值的分布映射到标准正态分布。这种方法的特点是对于强度分布敏感而对强度值不敏感，适用于强度分布固定但强度值不固定的影像，例如各类 MR 图像。

基于 NumPy 库实现以上算法，以上两种数据归一化方法的代码如清单 4-5 和清单 4-6 所示。

清单 4-5 区间归一化

```
def min_max_norm(img, min_value=None, max_value=None):
    if min_value is None:
        min_value = np.min(img)
    if max_value is None:
        max_value = np.max(img)
    img = np.clip(img, min_value, max_value)
    img = (img-min_value) / (max_value-min_value)
    return img
```

清单 4-6　Z-Score 归一化

```
def z_score_norm(img, mean=None, std=None):
    if mean is None:
        mean = np.mean(img)
    if std is None:
        std = np.std(img)
    return (img - mean) / (std + 1e-6)
```

4.1.5　连通域分析

连通域（connected component）一般指图像中具有相同像素值且位置相邻的前景像素点组成的图像区域。连通域分析是指找出图像中的各个连通域并加以标记。通常情况下，连通域分析处理的对象是二值化图像，例如语义分割的掩码结果（mask）或根据阈值进行二值化后的各类图像。根据连通域分析的结果，我们可以对各个连通域进行处理，例如去除小面积连通域或者仅保留最大连通域。

图 4-6（a）所示为某种病灶的分割掩码，结果中存在假阳性（其中的小型连通域），根据图 4-6（b）所示的连通域分析结果可知掩码中存在多个连通域，随后我们通过阈值的方法去除像素个数小于 100 的连通域得到图 4-6（c）所示的最终结果。连通域分析的代码基于 Skimage 库实现，如清单 4-7 所示。

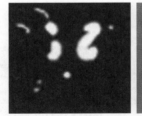 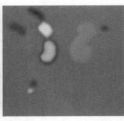 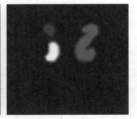

　（a）原始图像　　　　（b）连通域分析结果　　（c）去除小面积连通域

图 4-6　连通域分析

清单 4-7　连通域分析

```
def Connected_component_analysis(mask, size_thre=100):
    # 显示原始 mask
    plt.imshow(mask, cmap='gray')
    plt.show()
    # 连通域分析
    labels = measure.label(mask)
```

```
# 连通域可视化
dst = color.lab2rgb(labels)
plt.imshow(dst)
plt.show()
# 去除小面积连通域
dst = morphology.remove_small_objects(labels, min_size=size_thre)
plt.imshow(dst)
plt.show()
return dst
```

4.1.6　形态学方法

形态学方法是指一系列处理图像形状特征的技术。其基本思想是利用特殊的结构元来测量和提取输入图像（一般为二值化图像）中相应的形状或特征，其基本操作包括膨胀、腐蚀、开运算和闭运算。

将结构元素 S 在图像 I 上滑动，则膨胀和腐蚀的表达式如式（4-6）和式（4-7）所示。

$$膨胀：Y = S \oplus I = x : S(y) \bigcap I \neq \varnothing \qquad 式（4-6）$$

$$腐蚀：X = S \odot I = x : S(x) \subset I \qquad 式（4-7）$$

用 $S(x)$ 对 I 进行膨胀就是把结构元素 S 平移后，使 S 与 I 的交集非空的点构成集合；用 $S(x)$ 对 I 进行腐蚀就是把结构元素 S 平移后，使 S 包含于 I 的所有点构成集合。其效果如图 4-7 所示。

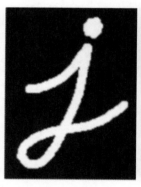 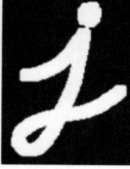 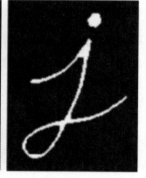

（a）原始图像　　　　　　（b）膨胀效果　　　　　　（c）腐蚀效果

图 4-7　膨胀腐蚀

先腐蚀后膨胀的过程称为开运算，可用于消除细小物体，以及在纤细处分离物体和平滑较大物体边界。先膨胀后腐蚀的过程称为闭运算，具有填充物体内细小空洞、连接邻近物体和平滑边界的作用。开、闭运算的示例效果如图 4-8 所示。

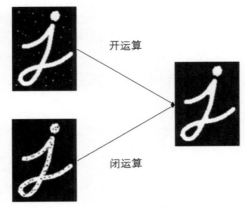

图 4-8 开、闭运算

基于 Skimage 库实现不同的形态学结构体，代码如清单 4-8 所示。

清单 4-8 基于 Skimage 库实现不同的形态学结构体

```
morphology.square(width, dtype=<class 'numpy.uint8'>) # 正方形
morphology.rectangle(width, height, dtype=<class 'numpy.uint8'>) # 长方形
morphology.diamond(radius, dtype=<class 'numpy.uint8'>) # 菱形
morphology.disk(radius, dtype=<class 'numpy.uint8'>) # 圆形
morphology.cube(width, dtype=<class 'numpy.uint8'>) # 立方体
morphology.octahedron(radius, dtype=<class 'numpy.uint8'>) # 八面体
morphology.ball(radius, dtype=<class 'numpy.uint8'>) # 球体
morphology.octagon(m, n, dtype=<class 'numpy.uint8'>) # 八角形
morphology.star(a, dtype=<class 'numpy.uint8'>) # 星形
```

基于 Skimage 库实现上述形态学方法，代码如清单 4-9 所示。

清单 4-9 形态学方法

```
img = data.binary_blobs(256)
io.imshow(img)
io.show()

# 定义结构体
kernel = morphology.disk(5)

# 膨胀
img_dilation = morphology.dilation(img, kernel)
io.imshow(img_dilation)
```

```
io.show()

# 腐蚀
img_erosion = morphology.erosion(img, kernel)
io.imshow(img_erosion)
io.show()

# 开运算
img_open = morphology.opening(img, kernel)
io.imshow(img_open)
io.show()

# 闭运算
img_close = morphology.closing(img, kernel)
io.imshow(img_close)
io.show()
```

执行上述代码，结果如图 4-9 所示。

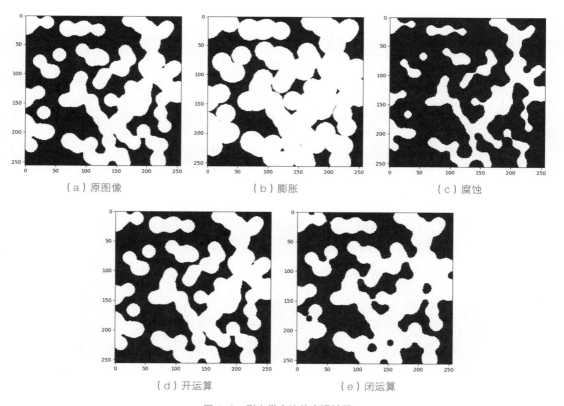

（a）原图像   （b）膨胀   （c）腐蚀

（d）开运算   （e）闭运算

图 4-9   形态学方法的实现结果

4.2　数据增强

在实际训练过程中，我们能获取的数据往往十分有限，而算法结果的泛化性与鲁棒性（尤其是基于深度学习的算法）与数据量有非常紧密的关联。因此，我们希望在不实质性增加数据的情况下，让有限的数据产生等价于更多数据的价值，而这恰恰是数据增强的目标。

数据增强可分为两类：一类是离线数据增强；另一类是在线数据增强。离线数据增强通常用于小数据集的情况，在开始训练前，需要通过各类增强方法直接对数据集进行处理，使数据的数量成倍增长；在线数据增强则是在训练过程中对获取到的每一批次（batch）的数据进行动态增强——很多机器学习框架（如 TensorFlow、PyTorch 等）已经支持该类增强方法，并可使用 GPU 优化计算过程。在本节中，我们主要介绍常见的数据增强方法，还会介绍在数据增强过程中常用到的弹性形变方法，以及基于 TensorFlow 的在线数据增强方法。

4.2.1　常见的数据增强方法

图像领域常见的数据增强方法包括水平翻转（flip）、旋转（rotate）、缩放（zoom）、平移（shift）和裁剪（crop），它们的具体效果如图 4-10 所示。

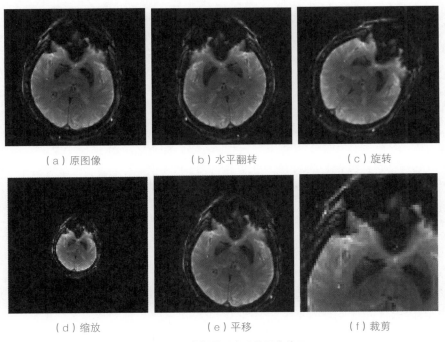

　　（a）原图像　　　　　　　　　（b）水平翻转　　　　　　　　　（c）旋转

　　（d）缩放　　　　　　　　　　（e）平移　　　　　　　　　　　（f）裁剪

图 4-10　数据增强方法的具体效果

基于 Skimage 库及 NumPy 库实现以上算法，代码如清单 4-10 所示。

清单 4-10　常见数据增强方法

```python
def data_augmentation(img_dir):
    img = sitk.GetArrayFromImage(sitk.ReadImage(img_dir))
    # 水平翻转
    img_flip = img[: , : : -1]
    plt.imshow(img_flip, cmap = 'gray')
    plt.gca().invert_yaxis()
    plt.show()

    # 旋转
    img_rot = transform.rotate(img, 35)
    plt.imshow(img_rot, cmap = 'gray')
    plt.gca().invert_yaxis()
    plt.show()

    # 缩放
    sform = transform.SimilarityTransform(scale = 2)
    img_zoom = transform.warp(img, sform)
    plt.imshow(img_rot, cmap = 'gray')
    plt.gca().invert_yaxis()
    plt.show()

    # 平移
    tform = transform.SimilarityTransform(translation = (-10, 10))
    img_trans = transform.warp(img, tform)
    plt.imshow(img_trans, cmap = 'gray')
    plt.gca().invert_yaxis()
    plt.show()

    # 裁剪
    img_patch = img[50: 116, 20: 85]
    plt.imshow(img_patch, cmap = 'gray')
    plt.gca().invert_yaxis()
    plt.show()
```

4.2.2　弹性形变

医疗数据中，类似脑组织的结构并非刚体，因此在数据增强过程中经常会采用弹性形变的方法对图像进行处理。该方法的具体步骤如下。

（1）创建随机位移场来使图像变形，如式（4-8）和式（4-9）所示。

$$\Delta x(x, y) = rand(-1, +1) \qquad\qquad 式（4-8）$$

$$\Delta y(x, y) = rand(-1, +1) \qquad\qquad 式（4-9）$$

其中，$rand(-1, +1)$ 生成一个在 $(-1, 1)$ 区间均匀分布的随机数。

（2）用标准差为 σ 的高斯函数对 Δx 和 Δy 进行卷积，将经过高斯卷积的位移场乘以控制变形强度的比例因子 α，得到一个弹性形变的位移场。

（3）将这个位移场作用在图像上，得到最终采用弹性形变方法增强的数据，其效果如图 4-11 所示。

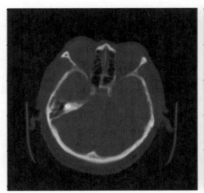

（a）原始图像   （b）弹性形变的效果

图 4-11 弹性形变

弹性形变的代码实现如清单 4-11 所示。

清单 4-11 弹性形变

```
def elastic_deform(img, sigma=5):
    s = img.shape
    img = edf.deform_random_grid(img, sigma)
    img = np.reshape(img, s)
    return img
```

4.2.3 基于 TensorFlow 的在线数据增强

鉴于内存等硬件条件的要求，在实际的模型训练过程中，大多采用的是在线数据增强，即通过设定好的随机数动态地对数据进行处理和增强。

基于 TensorFlow 框架，以语义分割问题为例，融合弹性形变、旋转、缩放、平移以及水平翻转等，即可进行在线数据增强，代码实现如清单 4-12 所示。

清单 4-12 基于 TensorFlow 的在线数据增强

```python
def aug(img, mask, rr=(-30,30), zr=(0.9,1.2), ed=(3,15), tr=(-20,20), flip=0.5,
        num_class=2):
    '''
        img: 输入图像（Tensor）
        mask: 输入标签（Tensor）
        rr: 随机旋转因子的取值范围
        zr: 随机缩放因子的取值范围
        ed: 弹性形变参数的取值范围
        tf: 随机平移因子的取值范围
        flip: 翻转因子
        num_class: 标签类别个数
    '''

    # 弹性形变
    s = img.get_shape().as_list()
    m = tf.random_normal((2, ed[0], ed[0]), stddev = ed[1])
    img = edf.tf.deform_grid(img, m, order=3, axis=(0,1))
    mask = edf.tf.deform_grid(mask, m, order=0, axis=(0,1))
    img = tf.reshape(img, s)
    mask = tf.reshape(mask. s)

    # 旋转
    r = tf.random_uniform((), rr[0], rr[1])
    r = r * math.pi /180
    img = tf.contrib.image.rotate(img, r, 'BILINEAR')
    mask = tf.contrib.image.rotate(mask, r, 'NEAREST')

    # 缩放
    z = tf.random_uniform((), zr[0], zr[1])
    o = tf.zeros(())
    m = tf.stack([z, o, o, o, z, o, o, o])
    img = tf.contrib.image.transform(img, m, 'BILINEAR')

    # 平移
    tx = tf.random_uniform((), tr[0], tr[1])
    ty = tf.random_uniform((), tr[0], tr[1])
    img = tf.contrib.image.translate(img, (tx, ty), 'BILINEAR')
    mask = tf.contrib.image.translate(mask, (tx, ty), 'NEAREST')

    # 维度扩增
    img = tf.expand_dims(img, -1)
```

```
mask = tf.one_hot(tf.cast(mask, tf.uint8), num_class, axis=-1, dtype=tf.float32)

# 水平翻转
p = tf.random_uniform([], 0, 1)
img = tf.cond(p > flip, lambda: tf.image.flip_left_right(img), lambda: img)
mask = tf.cond(p > flip, lambda: tf.image.flip_left_right(mask), lambda: mask)
return img, mask
```

4.3 小结

在本章中，我们主要从深度学习的角度，阐述了实际工程中需要了解和掌握的常见医学图像处理技术以及模型训练过程中的增强方式，并基于 Python 语言，使用 SimpleITK、NumPy、Skimage、elasticdeform、TensorFlow、Matplotlib 库进行相关代码的实现与可视化。

4.4 参考资料

[1] R Beare, B C Lowekamp, Z Yaniv. Image Segmentation, Registration and Characterization in R with SimpleITK, J Stat Softw, 86(8), doi: 10.18637/jss.v086.i08, 2018.

[2] Z Yaniv, B C Lowekamp, H J Johnson, R Beare. SimpleITK Image-Analysis Notebooks: a Collaborative Environment for Education and Reproducible Research, J Digit Imaging., doi: 10.1007/s10278-017-0037-8, 31(3): 290-303, 2018.

[3] B C Lowekamp, D T Chen, L Ibáñez, D Blezek. The Design of SimpleITK, Front. Neuroinform., 7: 45. doi: 10.3389/fninf.2013.00045, 2013.

第 5 章

医学图像分类

在医学图像处理领域，关于医学图像的分类任务在临床应用中有着重要的意义与价值。医学图像不同于自然图像，需要通过专业人士的评判才可以确定图像中是否存在病灶以及病灶的相关信息。在某些情况下，我们不需要精确的病灶区域定位以及轮廓范围信息，而只需要直接获得一个直观的评价。鉴于此，基于医学图像的分类任务便应运而生。例如，最简单、直观的情况是给定一张 CT 影像或 MRI 影像，需要判断对应的身体部位，比如头颈、冠脉、腹部等。业内目前也有很多相关的公开数据集，例如 RSNA Intracranial Hemorrhage Detection Challenge（2019）提供的公开数据集——我们将在 5.4 节中基于该数据集进行实际操作的讲解。

在本章中，我们将围绕医学图像处理中的分类内容展开详细阐释，并结合深度学习相关知识进行实例讲解。我们会先介绍分类任务中常用的多个损失函数，然后介绍分类任务中常见的评价指标，让读者对如何衡量分类性能有一些直观的认识。同时，关于深度神经网络在分类任务中的经典模型，我们也会以 ResNet 等基本网络结构为例在 5.3 节中予以介绍。最后，我们将以公开数据集和具有实操性的代码进行医学图像分类任务的实战分析与讲解。

5.1 损失函数

损失函数（loss function）又称为代价函数（cost function），在深度学习领域，常用于评价模型预测值和真实值的一致程度。损失函数的设计直接影响到模型的预测效果，不同的模型使用的损失函数一般也不一样。在分类任务中，常见的损失函数有交叉熵损失、Focal 损失、KL 散度等。在本节中，我们将对这 3 种函数进行介绍。

5.1.1 交叉熵损失

交叉熵的定义源自信息论，在自然语言处理研究中，常用于评价和对比统计语言模型。交叉熵（Cross Entropy，CE）用来描述两个近似概率分布之间的差距，交叉熵越小，说明两个分布越相近，模型越好。

在分类问题中，通常将网络输出经 Sigmoid 层或 Softmax 层计算后的值作为交叉熵损失函数的输入，这里交叉熵损失函数的输入值域在 0 和 1 之间，反映了预测各个类别的可能性。所以，使用交叉熵损失函数便可以较好地衡量预测的概率分布和真实概率分布之间的差距。

在多分类框架下，交叉熵损失的计算公式如式（5-1）所示。

$$L_{\mathrm{CE}} = -\frac{1}{N} \sum_{i=1}^{N} \sum_{k=1}^{C} y_i^k \log p_i^k \qquad \text{式（5-1）}$$

其中，输出的类别数为 C，样本数量为 N，y_i^k 表示样本 i 的第 k 类的实际概率，p_i^k 表示样本 i 的第 k 类的预测概率。

当只有两个类别时，也就是二分类交叉熵损失函数，式（5-1）也可以写成式（5-2）所示的样子。

$$L_{\mathrm{CE}} = -y_i \log p_i - (1 - y_i) \log(1 - p_i) \qquad \text{式（5-2）}$$

其中，y_i 表示样本 i 的实际概率，p_i 表示样本 i 的预测概率。

加权交叉熵（Weighted Cross Entropy，WCE）损失是交叉熵损失常用的一种拓展，通过为不同类别损失加权的方式来控制不同类别对最终损失函数的贡献，如式（5-3）所示。

$$L_{\mathrm{WCE}} = -\frac{1}{N} \sum_{i=1}^{N} \sum_{k=1}^{C} w_i^k y_i^k \log p_i^k \qquad \text{式（5-3）}$$

其中，w_i^k 表示类别 k 的权重。

5.1.2 Focal 损失

Focal 损失主要是为了解决 one-stage 目标检测中正负样本比例严重失衡的问题而提出的。该损失函数可降低大量简单负样本在训练中所占的权重，可以理解为一种困难样本挖掘，常应用在样本分布不均衡的分类任务中。

回顾二分类交叉熵损失函数，并将其改写为分段函数，如式（5-4）所示。

$$L_{\mathrm{CE}} = -y_i \log p_i - (1 - y_i) \log(1 - p_i) = \begin{cases} -\log p_i & y_i = 1 \\ -\log(1 - p_i) & y_i = 0 \end{cases} \qquad \text{式（5-4）}$$

其中，p_i 表示样本 i 关于类别 $y=1$ 的预测概率，其值在 0 和 1 之间。普通的交叉熵对于正样本而言，输出概率越大损失越小；对负样本而言则相反。此时的损失函数在大量简单样本的迭代过程中比较缓慢且可能无法优化至最优。针对上述情况，Focal 损失公式做出相应改进，如式（5-5）所示。

$$L_{\mathrm{Focal}} = \begin{cases} -\alpha_i (1 - y_i)^\gamma \log p_i & y_i = 0 \\ -(1 - \alpha_i) y_i^\gamma \log(1 - p_i) & y_i = 1 \end{cases} \qquad \text{式（5-5）}$$

针对存在难易样本的情况，加入因子 γ，$\gamma > 0$ 可以减少易分类样本的损失，使得模型更关注于困难的、错分的样本。例如，对于负类样本，预测为 0.1 的结果应当远比预测为 0.6 的样本损失值要小很多。这样可以减少简单样本的影响，使得预测概率很小的样本大量叠加后才会有明显有效的结果。

除此之外，Focal 损失加入平衡因子 α_i，用来平衡正负样本的比例不均。这里平衡因子的大小一般为相反类的比重，即如果负样本越多，则分配的权重越小，这样即可降低负样本的影响。

在多分类框架下，Focal 损失有更一般的形式，如式（5-6）所示。

$$L_{\mathrm{Focal}} = -\frac{1}{N} \sum_{i=1}^{N} \sum_{k=1}^{C} \alpha_i^k (1 - p_i^k)^\gamma y_i^k \log p_i^k \qquad \text{式（5-6）}$$

只添加 α_i 虽然可以平衡正负样本的重要性，但是无法解决简单与困难样本的问题，所以针对难分样本的 γ 也必不可少。γ 调节简单样本权重降低的速率，可以发现 γ 为 0 时为交叉熵损失函数；当 γ 增加时，调整因子的影响也在增加。不局限于分类任务，Focal 损失可以应用在多种视觉任务中，其在分割分类任务中也可以发挥重要作用。

5.1.3　KL 散度

如果需要计算预测和真实标签之间的损失，就需要拉近二者之间的分布，即模型得到的预测分布应与数据的实际分布情况尽可能相近。KL 散度是一种用于量化两种概率分布之间差异的方法，又称为相对熵。KL 散度的计算公式如式（5-7）所示。

$$D_{\mathrm{KL}}(p \| q) = \sum_{i=1}^{N} p(x_i)[\log p(x_i) - \log q(x_i)] \qquad \text{式（5-7）}$$

结合上面的交叉熵，我们可以将式（5-7）简化为（KL 散度 = 交叉熵 − 信息熵），如式

（5-8）所示。

$$D_{\mathrm{KL}}(p \| q) = H(A,B) - S(A) \qquad\qquad 式（5-8）$$

可以看到，KL 散度由两部分构成：一部分是交叉熵；另一部分是信息熵。信息熵是消除不确定性所需信息量的度量，即 label 完美编码所需的信息量，反映了真实的概率分布，这部分是固定的；交叉熵是 label 不完美编码（用观察值编码）所需的信息量，所以优化 KL 散度近似于优化交叉熵。

5.2   评价指标

评价指标的作用是评估模型预测结果的好坏。现有的评价指标方法非常多，大致可以分为常见评价指标、医学分类评价指标以及衡量模型性能的评价指标。

5.2.1   混淆矩阵

在介绍评价指标之前，我们先以混淆矩阵（confusion matrix）为例，介绍一下基础知识。混淆矩阵是针对机器学习分类问题的性能度量，反映了模型对标签预测结果的混淆程度。当有多个类别时，每一列代表了预测类别，每一列的总数是预测为该类别的总数；每一行代表了数据的真实类别，每一行的总数表示该类别的数据实例的总数。我们可以从简单到难，先定义任务为二分类，然后可以推广到多分类，如图 5-1 所示。

混淆矩阵 （confusion matrix）		模型预测结果	
		预测为 Positive 的样本数	预测为 Negative 的样本数
真实的 label 结果 （ground truth）	Positive（P）	True Positive（TP）	False Negative（FN）
	Negative（N）	False Positive（FP）	True Negative（TN）

图 5-1   混淆矩阵示意图

其中，TP 表示真实标签为阳性，预测也为阳性；FN 表示真实标签为阳性，预测为阴性；FP 表示真实标签为阴性，预测为阳性；TN 表示真实标签为阴性，预测也为阴性。

5.2.2   常见的评价指标

分类问题中常见的评价指标有准确率（accuracy）、召回率（recall）、精确率（precision）、F1 分数（F1 score）、PR 曲线（PR curve）和汉明损失（Hamming loss）。

1.　准确率

准确率（accuracy），表示有多少比例的样本预测正确，如式（5-9）所示。

$$accuracy = \frac{TP + TN}{P + N}$$　　　　式（5-9）

准确率指标存在一些缺点：由于分母是样本总数，因此当样本中正负样本占比差距大，即样本分布不均衡时，*accuracy* 会偏向于占比大的那一类别。如阳性样本占 99%，只要分类器将所有样本都预测为阳性样本就能获得 99% 的准确率。它反映的是整体准确率，结果比较笼统，然而在实际应用中，我们可能更加关注某一类别样本的情况，比如，疾病检查"预测为确诊患者中真实确认的人数"等。此时通过 *accuracy* 则无法较好反映以上情况，所以还需要参考下面介绍的各项指标。

2.　召回率

召回率（recall），又称为查全率，表示正确预测为阳性的样本数占到了全部阳性样本数的比例，如式（5-10）所示。

$$recall = \frac{TP}{TP + FN}$$　　　　式（5-10）

3.　精确率

精确率（precision），又称为精准率或查准率，即所有预测为阳性的结果中，预测正确（是真正例）的比例，如式（5-11）所示。

$$precision = \frac{TP}{TP + FP}$$　　　　式（5-11）

4.　F1分数

F1 分数被定义为精确率和召回率的调和平均数，如式（5-12）所示。

$$F1 = \frac{1}{\left(\frac{1}{precision} + \frac{1}{recall}\right)/2} = \frac{2}{\frac{1}{precision} + \frac{1}{recall}} = 2\frac{precision \cdot recall}{precision + recall}$$　式（5-12）

这里有一个需要思考的问题：为什么采用调和平均数而不是算术平均数？

在训练模型的过程中，我们往往希望能够兼顾精确率和召回率，并使用一个统一的单值指标来评价模型的效果。之所以使用调和平均数而不是算术平均数，是因为在算术平均中，任何一方对数值增长的贡献相当，任何一方对数值下降的责任也相当；而调和平均倾向于靠近两个数中比较小的那一个数，会惩罚精确率和召回率相差巨大的极端情况，可很好地兼顾精确率和召回率。当 *recall* 接近 1 时，*precision* 接近 0 时，如果采用调和平均数，F1 分数接近 0；如果采用算术平均数，F1 分数为 0.5。显然采用调和平均数能更好地评估算法的性能，可以评价 P 和 R 的整体效果。

还有延伸出的 Macro-*F*1 和 Micro-*F*1 指标：在二分类问题中，Micro-*F*1=Macro-*F*1=*F*1；在多分类问题中，两种计算方式略有差异。Micro-*F*1：先计算出所有类别的总的 *precision* 和 *recall*，再计算 *F*1。Macro-*F*1：先计算出每个类别的 *precision* 和 *recall* 以及 *F*1，然后计算 *F*1 的平均值为最终结果。

5. PR曲线

PR 曲线（Precision Recall Curve）是根据召回率和精确率绘制的曲线，横轴表示召回率，纵轴表示精确率。曲线上的点表示在某阈值下，模型将大于该阈值的结果判定为正样本、小于该阈值的结果判定为负样本，此时对应的召回率和精确率。曲线是按照阈值从高到低的变化生成的。

通过 PR 曲线，我们可以对两个模型性能进行基本比较。

（1）如果一个模型的 PR 曲线能被另一个模型的曲线"包住"，则后者的性能优于前者。

（2）如果两模型曲线相交，那么比较曲线下的面积在一定程度上表征了学习器的两个值"双高"的比例。

（3）如果曲线下面积的不易计算，那么可以用"平衡点"（"精确率 = 召回率"的点）度量。

6. 汉明损失

汉明损失（Hamming loss）在多标签分类任务中很常见，是一个重要的衡量指标。它通过计算两个样本集合之间的平均汉明距离（预测结果中，错误数 / 总数），来衡量预测结果与实际标签之间的不一致程度，其计算公式如式（5-13）所示。

$$L_{\text{Hamming}}(y, \hat{y}) = \frac{1}{m \cdot n_{\text{labels}}} \sum_{i=0}^{m-1} \sum_{j=0}^{n_{\text{labels}}-1} I\left(\hat{y}_j^{(i)} \neq y_j^{(i)}\right) \qquad \text{式（5-13）}$$

其中，m 表示样本数，n_{labels} 表示标签数。

例如，对于多标签问题，某样本真实标签为 [1, 0, 0]，预测结果为 [1, 1, 0]，则汉明损失值为 0.33。该指标值越小，则模型性能越优。

5.2.3 诊断性实验常用的评价指标

在医学科研领域中，诊断性实验常用的评价指标有阴性预测率、阳性预测率、敏感度和特异度。敏感度越高表示误诊率越低，特异度越高表示误诊率越低。

（1）阴性预测率（Negative Predictive Value，NPV）指预测为阴性的样本中真实标签也是阴性的样本所占比例，如式（5-14）所示。

$$NPV = \frac{TN}{TN + FN} \qquad \text{式（5-14）}$$

（2）阳性预测率（Positive Predictive Value，PPV）指预测为阳性的样本中真实标签也是阳性的样本所占比例，如式（5-15）所示。

$$PPV = \frac{TP}{TP + FP} \qquad \text{式（5-15）}$$

（3）敏感度（sensitivity）指真实正类中的样本也被预测为正类的比例，与召回率 *Recall* 的计算方法相同，如式（5-16）所示。

$$sensivity = \frac{TP}{TP + FN} \qquad \text{式（5-16）}$$

（4）特异度（specificity）指真实负类中的样本也被预测为负类的比例，如式（5-17）所示。

$$specificity = \frac{TN}{TN + FP} \qquad \text{式（5-17）}$$

5.2.4 衡量模型性能的评价指标

除了上述对模型预测结果进行评价的指标，还有针对模型能力的一些评价指标，包括真阳率、假阳率、ROC 和 AUC。

（1）真阳率（True Positive Rate，TPR）表示预测为阳性而且预测正确的样本（真阳性样本），占真实阳性样本总数的比例，等同于召回率，如式（5-18）所示。

$$TPR = \frac{TP}{TP + FN} = \frac{TP}{P} \qquad \text{式（5-18）}$$

（2）假阳率（False Positive Rate，FPR）表示预测为阳性而且预测错误的样本（假阳性样本），占真实阴性样本总数的比例，如式（5-19）所示。

$$FPR = \frac{FP}{TN + FP} = \frac{FP}{N} = 1 - specificity \qquad \text{式（5-19）}$$

（3）ROC（Receiver Operating Characteristic），以假阳率 FPR 为横坐标，真阳率 TPR 为纵坐标。因为 FPR 和 TPR 的分母都是不变的，当确定一个判定正负样本的概率阈值时，就可以基于该阈值，确定预测结果中真阳样本数和假阳样本数，即确定一组 (FPR, TPR)，得到一个坐标点 (FPR, TPR)。

绘制方法：首先将阈值从 0 不断增大，可以得到一系列的坐标点，然后将其连线便可绘制出 ROC 曲线。如图 5-2 所示，红线是随机分类的 ROC 曲线，蓝线是模型分类的 ROC 曲线，曲线越靠近左上角，表示区分能力越强、分类器效果越佳。

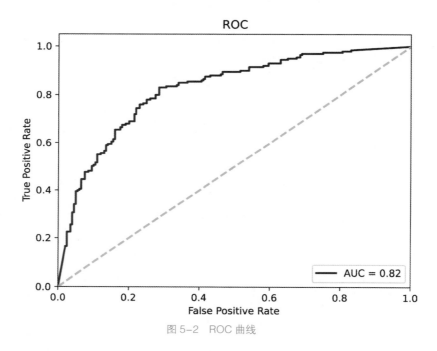

图 5-2　ROC 曲线

（4）AUC（Area Under Curve）：ROC 曲线下的面积。

通过 ROC 曲线，我们可以对两个模型的性能进行比较。

- 若一个模型的 ROC 把另一模型的 ROC "包住"，则前者的性能优于后者。
- 若曲线相交，则需要比较曲线下的面积（AUC 的值越大，模型的性能越好）。

5.3　经典模型

与自然影像分类问题不同，医学图像分类中不同类别的类间差异往往十分微小，因此简单的模型无法有效地进行特征提取，需要使用更强大的特征提取器。此外，相比全局信息，医学图像分类问题需要更多地关注局部病灶区域，因此需要模型在特征提取过程中采用注意力机制，主动关注感兴趣区域，提升学习效率。

在本节中，我们将介绍医学图像分类中经典的结构设计，以及具有代表性的网络模型。

5.3.1　跨层连接

研究证明，网络的加深对于提升网络性能有明显作用，早期分类模型（如 AlexNet、VggNet）往往通过简单堆叠卷积层的方式提高网络特征提取能力与最终分类精度。然而随着网络深度的进一步加深，网络性能开始不断下降，出现明显的退化现象，还会出现网络难以训练等问题，如图 5-3 所示。

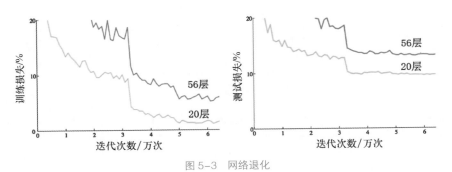

图 5-3　网络退化

为解决此类问题，我们可以在神经网络中引入跨层连接的网络结构，例如 He K 等人提出的残差网络（Residual Network，ResNet）。残差网络的基本模块为残差块，其基本结构如图 5-4 所示。图中左侧为普通卷积，输入层特征为 x，需要优化的拟合函数为 $F(x)$，最终输出为 $H(x)=F(x)$，相当于我们需要直接拟合出需要的网络输出，难度相对较大。而残差块通过跨层连接将块的输入与输出直接相连，由于跨层连接的存在，最终需要优化的目标为残差 $F(x)=H(x)-x$，相当于我们仅需要拟合输出与输入之间的差异即可，从而简化了学习任务。同时，由于输入与输出直接相连，即使发生了退化现象，也仅仅会退化为恒等映射，不会对现有结果造成损失，使得进一步加深网络成为可能。

为了在加深网络结构的同时减少计算量，相关团队进一步提出残差模块的改进版本——瓶颈结构。瓶颈结构将残差结构中原有的两层 3×3 卷积替换为 3 层，分别为 1×1、3×3 和 1×1 卷积。其中第一个 1×1 卷积的作用在于通道降维，使计算量较大的 3×3 卷积有较小的输入、输出维度，随后通过第二个 1×1 卷积恢复通道维度。更多的卷积层也赋予网络更强的非线性拟合能力，使网络性能得到进一步提升。常见的 3 种不同深度的 ResNet 模型结构如表 5-1 所示。

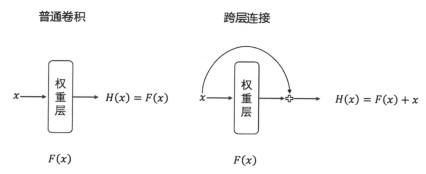

图 5-4 残差网络的基本结构

表 5-1 3 种不同深度的 ResNet 模型结构

名称	输出尺寸	ResNet-50	ResNet-101	ResNet-151
Conv_1	112×112	7×7，64，步长 2		
Conv_2	56×56	3×3，最大池化，步长 2		
		$\begin{bmatrix} 1×1, & 64 \\ 3×3, & 64 \\ 1×1, & 256 \end{bmatrix} ×3$	$\begin{bmatrix} 1×1, & 64 \\ 3×3, & 64 \\ 1×1, & 256 \end{bmatrix} ×3$	$\begin{bmatrix} 1×1, & 64 \\ 3×3, & 64 \\ 1×1, & 256 \end{bmatrix} ×3$
Conv_3	28×28	$\begin{bmatrix} 1×1, & 128 \\ 3×3, & 128 \\ 1×1, & 512 \end{bmatrix} ×4$	$\begin{bmatrix} 1×1, & 128 \\ 3×3, & 128 \\ 1×1, & 512 \end{bmatrix} ×4$	$\begin{bmatrix} 1×1, & 128 \\ 3×3, & 128 \\ 1×1, & 512 \end{bmatrix} ×8$
Conv_4	14×14	$\begin{bmatrix} 1×1, & 256 \\ 3×3, & 256 \\ 1×1, & 1024 \end{bmatrix} ×6$	$\begin{bmatrix} 1×1, & 256 \\ 3×3, & 256 \\ 1×1, & 1024 \end{bmatrix} ×23$	$\begin{bmatrix} 1×1, & 256 \\ 3×3, & 256 \\ 1×1, & 1024 \end{bmatrix} ×36$
Conv_5	7×7	$\begin{bmatrix} 1×1, & 512 \\ 3×3, & 512 \\ 1×1, & 2048 \end{bmatrix} ×3$	$\begin{bmatrix} 1×1, & 512 \\ 3×3, & 512 \\ 1×1, & 2048 \end{bmatrix} ×3$	$\begin{bmatrix} 1×1, & 512 \\ 3×3, & 512 \\ 1×1, & 2048 \end{bmatrix} ×3$
—	1×1	平均池化，22-d 全连接层，Softmax		

在此基础上，Gao Huang 团队进一步提出了经典网络 DenseNet。该网络以密集连接模块（Dense Block）作为基本模块，将网络中的所有层直接连接起来，每一层的输出来自前面所有层的输出，以达到对特征最大限度的提取与利用。DenseNet 的网络结构如图 5-5 所示。密集连接通常会带来更多的参数，而 DenseNet 的一个重要特点就是网络的特征通道数都很小，通过密集连接来高效利用特征而非简单堆叠特征，这种思路不但解决了参数过多的问题，有利于梯度传递，而且带有一定程度的正则化效果。

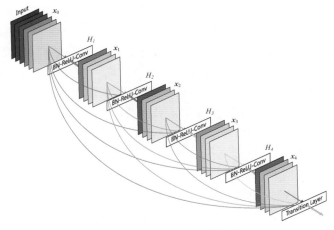

图 5-5　DenseNet 的网络结构

5.3.2　网络宽度

传统卷积神经网络在深度加深的过程中会引发退化问题。除了跨层连接，增加网络宽度以及引入不同的拓扑结构也可以起到很好的效果，这种方法的代表作是 Inception 系列模型。

由于图像中的位置信息存在极大差异，选择合适的卷积核尺寸向来是一个比较困难的问题。较大的卷积核利于提取全局信息，而较小的卷积核利于提取局部特征，因此 Inception 模型的思路是在同一层级上使用多个尺寸的卷积核，通过提升网络的宽度来代替网络的深度，如图 5-6 所示。

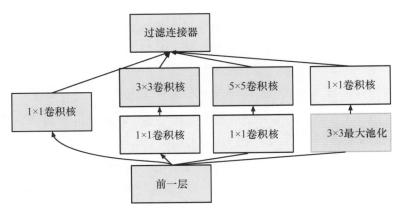

图 5-6　Inception V1 的网络结构

该结构在同一层级上使用 1×1、3×3、5×5 这 3 种尺寸的卷积核，使用不同的卷积核意味着不同大小的感受野，最后的结果相当于不同尺寸特征的融合。实验证明，该思路可以有效地提升网络的特征提取能力。同时为了避免 3×3、5×5 卷积的额外开销，提前利用 1×1 卷积进行通道降维，可保证网络的参数量以及计算性能。相关的后续工作在此基础上做了更多的改进，例如使用连续的两个 3×3 卷积代替 5×5 卷积；利用深度可分离卷积代替普通卷积等，从而减小了参数量，从工程角度对该类模型做出了极大提升。

5.3.3 注意力机制

人类在面对图像时会通过快速扫描全局图像来获取需要重点关注的区域，随后向这一区域投入更多的注意力，以获取更多有效信息，抑制对无用区域影像提取特征。注意力机制本质上是对输入进行权重分配，以提升网络的特征提取能力。接下来，我们将选取其中的经典模型进行介绍。

SENet（Squeeze-and-Excitation Net）在设计过程中考虑了各个特征通道之间的关系，在通道维度加入了注意力机制，通过可学习的方式自动获取各个特征通道的权重，根据权重提升有效特征并抑制冗余特征。SENet 网络的基本结构如图 5-7 所示。

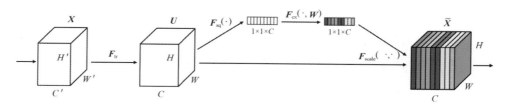

图 5-7　SENet 网络的基本结构

相比普通卷积过程，SENet 引入一个分支结构来学习各个通道的权重，该结构通过全局平均池化（global average pooling）压缩输入特征的空间维度，将原维度 (H, W, C) 的特征压缩为 $(1, 1, C)$ 的向量，对该向量通过全连接层进行变换得到各个通道的权重向量，随后将权重向量与原特征图进行通道维度的相乘，完成加权操作，实现通道注意力机制。

与 SENet 类似，CBAM（Convolutional Block Attention Module）同样采用了通道注意力机制，并且通过类似的方式引入了空间注意力机制，其网络总体结构如图 5-8 所示。

CBAM 首先进行通道注意力提取，如图 5-9 所示。在 SENet 的基础上，CBAM 采用了全局平均池化以及最大池化，将两种特征通过相加进行融合，并利用 Sigmoid 函数将之转化为权重参数。

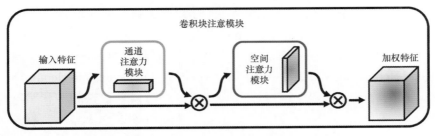

图 5-8　CBAM 网络总体结构

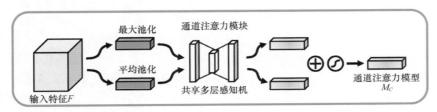

图 5-9　CBAM 通道注意力模块

对于空间注意力，如图 5-10 所示。CBAM 以通道为单位分别对输入特征进行最大池化以及平均池化，并且将二者的结果进行拼接，之后利用 1×1 卷积对结果进行降维，生成 (h, w, 1) 的空间权重矩阵，将权重矩阵与输入特征进行点乘，完成空间注意力模块的构建。

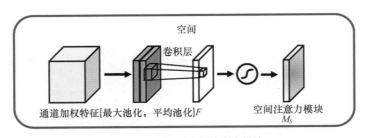

图 5-10　CBAM 空间注意力模块

5.4　实战：基于颅内 CT 影像的脑出血分类检测

在本节中，我们通过实战案例讲解分类任务在医学图像处理领域中的实际应用，以颅内出血的公开数据集为例，使读者对分类任务的整体流程有更清晰的认识。颅内出血（Intracranial Hemorrhage，ICH）又称为脑出血、脑溢血、出血性中风 / 卒中，具有高发病率、高致残率、高死亡率的特点。脑中的血管破裂出血后，会阻断大脑周围或内部的血液流动，使大脑缺氧，有可能只需 3 ～ 4 分钟就让脑细胞开始死亡。按照出血位置的不同，颅内出血分为脑室内出血（Intraventricular Hemorrhage，IPH）、脑实质性出血（Intraparenchymal Hemorrhage，IVH）、硬膜下血肿（Epidural Hemorrhage，EDH）、硬膜外出血（Subdural Hemorrhage，SDH）和蛛网膜下腔出血（Subarachnoid Hemorrhage，SAH）。

这里我们会用到 RSNA Intracranial Hemorrhage Detection Challenge（2019）提供的公开数据集——读者可以在比赛官网上可以直接下载图片及标签。其官方网站同时提供了将 DICOM 格式的文件转化为 .npy 格式的代码，可用于将 DICOM 格式的文件转化为 .npy 格式的文件，以便于分类模型的数据读取。图 5-11 展示了该数据集的部分可视化示例，数据尺寸为 512×512×1，CT 采样的数据为灰度图像，所以色彩通道为 1，这是与彩色图像有区别的地方。

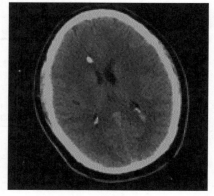

图 5-11　数据集可视化示例

比赛官方的检测任务属于 5 类别的二维 CT 图像多标签分类任务，包括上述提到过的脑室内出血、脑实质性出血、硬膜下血肿、硬膜外出血和蛛网膜下腔出血这 5 种出血类型。在本实战中，为了方便读者理解和操作，我们将该任务视为有无出血情况的二分类任务进行处理。

5.4.1　数据集预处理

首先要做的是在官网上下载 stage_2_train 文件夹和 stage_2_train.csv 文件。stage_2_train 文件夹包含所有训练集图片，以 DICOM 格式保存。

stage_2_train.csv 文件包含图片名称和对应的类别信息，部分内容见图 5-12 所示。文件共两列，依次为 ID 和 label。由图 5-12 可知，ID 包括图片名称（如 12cadc6af）以及相应的出血类型；label 值只有 1 和 0，分别代表有无这种类型的出血情况。每个图片名称对应表中的 6 行信息，若该 CT 图存在出血情况，则"any"类型对应的 label 值都将是 1。

鉴于训练集的数据量达 75 万以上，我们在

	A	B
1	ID	label
2	ID_12cadc6af_epidural	0
3	ID_12cadc6af_intraparenchymal	0
4	ID_12cadc6af_intraventricular	0
5	ID_12cadc6af_subarachnoid	0
6	ID_12cadc6af_subdural	0
7	ID_12cadc6af_any	0
8	ID_38fd7baa0_epidural	0
9	ID_38fd7baa0_intraparenchymal	0
10	ID_38fd7baa0_intraventricular	0
11	ID_38fd7baa0_subarachnoid	0
12	ID_38fd7baa0_subdural	0
13	ID_38fd7baa0_any	0
14	ID_6c5d82413_epidural	0
15	ID_6c5d82413_intraparenchymal	0
16	ID_6c5d82413_intraventricular	0
17	ID_6c5d82413_subarachnoid	0
18	ID_6c5d82413_subdural	0
19	ID_6c5d82413_any	0
20	ID_aec8e68b3_epidural	0
21	ID_aec8e68b3_intraparenchymal	0
22	ID_aec8e68b3_intraventricular	0
23	ID_aec8e68b3_subarachnoid	1
24	ID_aec8e68b3_subdural	0
25	ID_aec8e68b3_any	1

图 5-12　stage_2_train.csv 内容示例

这里将选取部分数据进行分类任务训练测试过程的讲解。

1. 随机选取部分数据构成示例数据集

我们随机选取其中的部分数据构成新的数据集，用于训练、验证和测试。健康类别以及不同出血类型的数据数量可通过 pick_num 变量设置，如清单 5-1 所示。

清单 5-1　随机选取部分数据构成示例数据集

```python
import csv
import numpy as np

def get_random_data(train_label_csv, pick_num):
    kaggle_list = {
        'epidural': 0,
        'intraparenchymal': 1,
        'intraventricular': 2,
        'subarachnoid': 3,
        'subdural': 4,
        'any': 5,
    }

    train_split_list = {
        'any': [],
        'epidural': [],
        'intraparenchymal': [],
        'intraventricular': [],
        'subarachnoid': [],
        'subdural': [],
    }
    f = csv.reader(open(train_label_csv))
    train_dict = [0,0,0,0,0]
    for ID_info, label in list(f)[1:]:
        tok = ID_info.split('_')
        ID = '_'.join(tok[:2])
        ICH_name = tok[2]
        if int(label) == 1 and ICH_name != 'any':
            train_dict[kaggle_list[ICH_name]] = int(label)
        if ICH_name == 'any':
            key_candidate = np.where(np.array(train_dict)>0)[0]
            if len(key_candidate) == 0:
                key = 'any'
            else:
                key = list(kaggle_list.keys())[np.random.choice(key_candidate)]
            train_split_list[key].append([ID, train_dict])
            train_dict = [0,0,0,0,0]
```

```
    res_list = []
    for i, key in enumerate(train_split_list):
        np.random.shuffle(train_split_list[key])
        res_list.append(train_split_list[key][:pick_num[i]])
    return res_list
```

2. 划分数据集并保存成 .npy 格式

我们可以通过 get_random_data 函数获得随机选取的新数据集，然后进行训练验证集和测试集的划分。通过设置 data_set 变量，我们可以直接设置不同类别的数量比例，并将各类别划分为训练验证集和测试集，在划分数据集的同时，将 DICOM 格式的图像转换为 .npy 格式，便于后续的处理操作。代码如清单 5-2 所示。

清单 5-2 划分数据集并保存成 .npy 格式

```
import pydicom as dicom
from skimage.transform import resize

def dicom_2_npy(path_list):
    npy_list = []
    for path in path_list:
        try:
            ds = dicom.read_file(path)
        except:
            print('bad', path)
            continue
        pix = ds.pixel_array
        Intercept = ds.RescaleIntercept
        Slope = ds.RescaleSlope
        pix=pix*Slope + Intercept
        if pix.shape != (512,512):
            pix = resize(pix, (512,512))
        npy_list.append(np.reshape(pix, (1,512,512)))
    dicom_npy = np.concatenate(npy_list, axis=0)
    return dicom_npy

def save_train_test_npy(res_list, data_path, output_path, data_set_dict, read_count):
    for label, (train_num, test_num) in data_set_dict.items():
        res_info = res_list[label]
        path_list = []
        label_list = []
        for i in range(train_num):
            ID, la = res_info[read_count[label] + i]
            dcm_name = ID + '.dcm'
```

```python
                path_list.append(os.path.join(data_path, dcm_name))
                label_list.append(la)
            read_count[label] += train_num
            dicom_npy = dicom_2_npy(path_list)
            np.save(os.path.join(output_path, 'trainval_img_%d_%d.npy'%(train_num,
                    label)), dicom_npy)
            np.save(os.path.join(output_path, 'trainval_label_%d_%d.npy'%(train_num,
                    label)), label_list)

            path_list = []
            label_list = []
            for i in range(test_num):
                ID, la = res_info[read_count[label] + i]
                dcm_name = ID + '.dcm'
                path_list.append(os.path.join(data_path, dcm_name))
            label_list.append(la)
            read_count[label] += test_num
            dicom_npy = dicom_2_npy(path_list)
            np.save(os.path.join(output_path, 'test_img_%d_%d.npy'%(train_num,
                    label)), dicom_npy)
            np.save(os.path.join(output_path, 'test_label_%d_%d.npy'%(test_num,
                    label)), label_list)

            print('save %d done'%label)
        return

data_root = './data/'
train_img_path = os.path.join(data_root, 'stage_2_train')
train_label = os.path.join(data_root, 'stage_2_train.csv')
npy_path = os.path.join(data_root, 'stage_2_train_npy')
if not os.path.exists(npy_path):
    os.mkdir(npy_path)
res_list = get_random_data(train_label, pick_num=[8000,2000,2000,2000,2000,2000])
read_count = {0:0, 1:0, 2:0, 3:0, 4:0, 5:0}
data_set = {
    0:[5000, 1000],
    1:[1000, 200],
    2:[1000, 200],
    3:[1000, 200],
    4:[1000, 200],
    5:[1000, 200],
}
save_train_test_npy(res_list, train_img_path, npy_path, data_set, read_count)
```

5.4.2 模型训练

在本节中，我们主要讲解模型训练的各个部分，包括构建数据生成器、搭建模型结构以及模型的训练。

1. 构建数据生成器

在模型训练前，我们需要构建数据生成器，每次对 batch_size 大小的数据进行随机打乱并输入模型网络。代码如清单 5-3 所示。

清单 5-3　构建数据生成器

```python
def data_generator(data, label, batch_size, is_training):
    data = np.array(data)
    label = np.array(label)
    n_step = len(data) // batch_size
    while True:
        if is_training:
            np.random.seed(123)
            np.random.shuffle(data)
            np.random.seed(123)
            np.random.shuffle(label)
        for step in range(n_step):
            x = data[step*batch_size:(step+1)*batch_size]
            x = np.array(x)
            x = np.expand_dims(x, -1)
            y = label[step*batch_size:(step+1)*batch_size]
            y = np.array(y)
            yield x,y
```

2. 搭建模型结构

对于脑出血二分类任务，这里直接采用 ResNet101 的基本结构作为骨干网络（见表 5-1）。代码如清单 5-4 所示。

清单 5-4　搭建模型结构

```python
import Tensorflow as tf

def _conv_bn_relu(x, filters, kernel_size=3, strides=1, padding='same'):
    x = tf.layers.conv2d(x, filters=filters, kernel_size=kernel_size,
                        strides=strides, padding=padding)
    x = tf.layers.batch_normalization(x)
    x = tf.nn.relu(x)
```

```python
        return x

def conv_res_block(x, filters, padding='same', num_layers=1):
    if num_layers == 1:
        x = _conv_bn_relu(x, filters, kernel_size=7, strides=2,)
        return x
    for _ in range(num_layers):
        input_shape = x.get_shape()
        if input_shape[-1] != filters:
            shortcut = _conv_bn_relu(x, filters, kernel_size=1, strides=2,
                                     padding=padding)
            x = _conv_bn_relu(x, filters//4, kernel_size=1, strides=2,
                              padding=padding)
        else:
            shortcut = x
            x = _conv_bn_relu(x, filters//4, kernel_size=1, padding=padding)
        x = _conv_bn_relu(x, filters//4, kernel_size=3, padding=padding)
        x = _conv_bn_relu(x, filters, kernel_size=1, padding=padding)
        x = x + shortcut
    return x

def build_res_network(inputs, n_filters, n_class, rate=.2, is_training=True):
    l1 = conv_res_block(inputs, n_filters, num_layers=1)
    l2 = conv_res_block(l1, n_filters*4, num_layers=3)
    l3 = conv_res_block(l2, n_filters*8, num_layers=4)
    l4 = conv_res_block(l3, n_filters*16, num_layers=23)
    l5 = conv_res_block(l4, n_filters*32, num_layers=3)
    block_shape = l5.get_shape()
    pool2 = tf.layers.average_pooling2d(l5, pool_size=(block_shape[1], block_shape[2]),
                                        strides=(1,1))
    fc = tf.layers.flatten(pool2)
    fc = tf.layers.dense(fc, units=512)
    fc = tf.layers.dropout(fc, rate=rate, training=is_training)
    fc = tf.layers.dense(fc, units=128)
    fc = tf.layers.dropout(fc, rate=rate, training=is_training)
    out = tf.layers.dense(fc, units=n_class)
    out = tf.nn.softmax(out)
    return out
```

3. 模型的训练

　　上述操作完成后，我们进行训练函数的整体构建，其中包括损失函数的定义、优化器的选取以及相应学习率的设置。这里我们使用交叉熵损失函数以及 Adam 优化器，将学习率设置为 1e-4；同时每训练完一个 epoch，在验证集上进行验证，以便于观察模型训练的整体情况。代码如清单 5-5 所示。

清单 5-5　模型训练

```python
def compute_mean_std(npy_path):
    img_path = []
    for f in os.listdir(npy_path):
        if ".npy" in f:
            img_path.append(f)
    data = []
    for img_file in img_path:
        images = np.load(img_file)
        data.extend(images)
    mean = np.mean(data)
    std = np.std(data)
    np.save('mean_std.npy',[mean, std])

compute_mean_std(npy_path)


def load_split_data(img_path, label_path, thre=.8):
    train_data = []
    valid_data = []
    train_label = []
    valid_label = []
    for img_file, label_file in zip(img_path, label_path):
        images = np.load(img_file)
        labels = np.load(label_file)
        images = images[:,64:448,64:448]
        labels = np.clip(labels.sum(axis=-1), 0, 1)
        labels = np.expand_dims(labels, -1)
        labels = np.concatenate([1-labels, labels], axis=-1)

        split_num = int(len(images)*thre)
        train_data.extend(images[:split_num])
        valid_data.extend(images[split_num:])
        train_label.extend(labels[:split_num])
        valid_label.extend(labels[split_num:])
    (mean, std) = np.load('mean_std.npy')
    train_data = z_score_norm(train_data, mean, std)
    valid_data = z_score_norm(valid_data, mean, std)
    return train_data, train_label, valid_data, valid_label

def cross_entropy(labels, logits):
```

```python
        return -tf.reduce_mean(labels*tf.math.log(tf.clip_by_value(logits,1e-10,
                        1.0-1e-7)), name='cross_entropy')


    def train(train_img_npy, train_label_npy, save_model_dir, batch_size=32, epochs=100, \
        input_size=[384, 384, 1], n_class=2, first_channels=64, lr=0.0001, display_step=100):
        train_data, train_label, valid_data, \valid_label = load_split_data(train_img_npy,
train_label_npy, thre=0.9)
        train_dataset = data_generator(train_data, train_label, batch_size, True)
        val_dataset = data_generator(valid_data, valid_label, 1, False)
        step_train = len(train_data)//batch_size
        step_valid = len(valid_data)
        is_training = tf.placeholder(tf.bool)

        input = tf.placeholder(dtype=tf.float32, shape=[None, input_size[0], input_size[1],
                        input_size[2]])
        logit = build_res_network(input, first_channels, n_class, rate=.2, is_training=is_training)
        label = tf.placeholder(dtype=tf.float32, shape=[None, n_class])
        loss_tf = cross_entropy(labels=label, logits=logit)
        global_step = tf.Variable(0, name='global_step', trainable=False)
        optimizer = tf.train.AdamOptimizer(learning_rate=lr)
        train_opt = optimizer.minimize(loss_tf, global_step=global_step)
        init_op = tf.global_variables_initializer()
        saver = tf.train.Saver(max_to_keep=epochs)


        config = tf.compat.v1.ConfigProto()
        config.gpu_options.allow_growth=True
        with tf.compat.v1.Session(config=config) as sess:
            sess.run(init_op)
            for epoch in range(epochs):
                total_loss = []
                for step in range(step_train):
                    x,y = next(train_dataset)
                    _, loss, pred_logits = sess.run([train_opt, loss_tf, logit],
feed_dict={input:x, label:y, is_training:True})
                    total_loss.append(loss)
                    if step % display_step==0:
                        print('Epoch {:}, train steps {:}, loss={:.4f}'.format(epoch,
                            step, loss), flush=True)
                print('Epoch {:}, train Avg loss={:.4f}, loss={:.4f}'.format(epoch,
                    np.mean(total_loss), lr))

                print('*'*20, 'Valid Epoch %d'%epoch, '*'*20)
                total_loss=[]
                all_num = step_valid
```

```
                  TP = 0
                  for step in range(step_valid):
                      x,y = next(val_dataset)
                      val_loss, pred_logits = sess.run([loss_tf, logit], feed_dict={input:x,
label:y, is_training:False})
                      y_pred = np.argmax(pred_logits, axis=-1)
                      y = np.argmax(y, axis=-1)
                      total_loss.append(val_loss)
                      if y[0] == y_pred[0]:
                          TP += 1
                      if step % display_step==0:
                          print('Epoch {:}, valid steps {:}, loss={:.4f}'.format(epoch,
                                step, val_loss))
                  val_loss_avg = np.mean(total_loss)
                  print('Epoch {:}, valid Avg loss={:.4f}, acc={:.4f}'.format(epoch,
                      val_loss_avg, TP*1.0/all_num))
                  print('*'*20, 'Valid Epoch %d'%epoch, '*'*20)
                  saver.save(sess, os.path.join(save_model_dir, 'epoch_%03d_%.4f_model'%
                             (epoch, val_loss_avg)), write_meta_graph=False)
```

　　需要注意的是，上述代码在划分训练集和验证集后，会统一进行 Z-Score 归一化（见第 4 章）。所以，我们会先利用 compute_mean_std 函数求出整体数据的均值和方差并将数据以 .npy 格式保存，以便之后归一化时使用。

　　如果运行 train 函数，则会加载保存好的 .npy 格式数据，启动训练，并将训练好的模型保存在相应目录下。代码如清单 5-6 所示。

清单 5-6　启动训练

```
train_img_npy = [
    './data/stage_2_train_npy/trainval_img_5000_0.npy',
    './data/stage_2_train_npy/trainval_img_1000_1.npy',
    './data/stage_2_train_npy/trainval_img_1000_2.npy',
    './data/stage_2_train_npy/trainval_img_1000_3.npy',
    './data/stage_2_train_npy/trainval_img_1000_4.npy',
    './data/stage_2_train_npy/trainval_img_1000_5.npy',
]
train_label_npy = [
    './data/stage_2_train_npy/trainval_label_5000_0.npy',
    './data/stage_2_train_npy/trainval_label_1000_1.npy',
    './data/stage_2_train_npy/trainval_label_1000_2.npy',
    './data/stage_2_train_npy/trainval_label_1000_3.npy',
    './data/stage_2_train_npy/trainval_label_1000_4.npy',
    './data/stage_2_train_npy/trainval_label_1000_5.npy',
]
```

```
save_model_dir = './saved_model'
train(train_img_npy, train_label_npy, save_model_dir)
```

执行上述代码，输出如下：

```
Epoch 0, train steps 0, loss=0.8944
Epoch 0, train steps 100, loss=0.3160
Epoch 0, train steps 200, loss=0.3340
Epoch 0, train Avg loss=0.3536, lr=0.0000
******************** Valid Epoch 0 ********************
Epoch 0, valid steps 0, loss=0.5342
Epoch 0, valid steps 100, loss=0.3876
Epoch 0, valid steps 200, loss=0.1645
Epoch 0, valid steps 300, loss=0.3110
Epoch 0, valid steps 400, loss=0.3036
Epoch 0, valid steps 500, loss=0.5096
Epoch 0, valid steps 600, loss=0.2662
Epoch 0, valid steps 700, loss=0.3010
Epoch 0, valid steps 800, loss=0.3195
Epoch 0, valid steps 900, loss=0.4475
Epoch 0, valid Avg loss=0.3207, acc=0.6120
******************** Valid Epoch 0 ********************
Epoch 1, train steps 0, loss=0.3384
Epoch 1, train steps 100, loss=0.3489
Epoch 1, train steps 200, loss=0.2631
Epoch 1, train Avg loss=0.3131, lr=0.0000
******************** Valid Epoch 1 ********************
Epoch 1, valid steps 0, loss=0.7725
Epoch 1, valid steps 100, loss=0.4891
Epoch 1, valid steps 200, loss=0.1750
Epoch 1, valid steps 300, loss=0.2240
Epoch 1, valid steps 400, loss=0.2200
Epoch 1, valid steps 500, loss=0.5982
Epoch 1, valid steps 600, loss=0.1775
Epoch 1, valid steps 700, loss=0.2313
Epoch 1, valid steps 800, loss=0.2391
Epoch 1, valid steps 900, loss=0.4891
Epoch 1, valid Avg loss=0.2982, acc=0.6830
******************** Valid Epoch 1 ********************
...

Epoch 32, train steps 0, loss=0.2051
Epoch 32, train steps 100, loss=0.2541
Epoch 32, train steps 200, loss=0.1456
Epoch 32, train Avg loss=0.2156, lr=0.0000
******************** Valid Epoch 32 ********************
```

```
Epoch 32, valid steps 0, loss=0.2527
Epoch 32, valid steps 100, loss=0.0915
Epoch 32, valid steps 200, loss=0.5062
Epoch 32, valid steps 300, loss=0.1189
Epoch 32, valid steps 400, loss=0.0550
Epoch 32, valid steps 500, loss=0.2914
Epoch 32, valid steps 600, loss=0.0699
Epoch 32, valid steps 700, loss=0.1969
Epoch 32, valid steps 800, loss=0.5336
Epoch 32, valid steps 900, loss=0.4010
Epoch 32, valid Avg loss=0.2234, acc=0.7820
******************* Valid Epoch 32 *******************

...

Epoch 199, train steps 0, loss=0.0004
Epoch 199, train steps 100, loss=0.0000
Epoch 199, train steps 200, loss=0.0227
Epoch 199, train Avg loss=0.0043, lr=0.0000
******************* Valid Epoch 199 *******************
Epoch 199, valid steps 0, loss=3.9352
Epoch 199, valid steps 100, loss=1.4526
Epoch 199, valid steps 200, loss=0.0002
Epoch 199, valid steps 300, loss=0.0000
Epoch 199, valid steps 400, loss=-0.0000
Epoch 199, valid steps 500, loss=-0.0000
Epoch 199, valid steps 600, loss=3.1272
Epoch 199, valid steps 700, loss=0.3581
Epoch 199, valid steps 800, loss=2.2489
Epoch 199, valid steps 900, loss=11.3109
Epoch 199, valid Avg loss=1.1624, acc=0.7160
******************* Valid Epoch 199 *******************
```

5.4.3 模型测试

模型训练结束后，我们将选取 acc 值较大的模型在测试集上进行测试，并通过 5.2 节提到的各项评价指标对模型性能进行评估。此处使用的指标有 AUC、准确率、召回率、精确率和 F1 分数。加载测试数据与模型后，即可开始测试。代码如清单 5-7 所示。

清单 5-7　模型测试

```
def test(test_img_npy, test_label_npy, save_model, batch_size=1,
        input_size=[384, 384, 1], n_class=2, first_channels=64, display_step=100):
    test_data, test_label, _, _ = load_split_data(test_img_npy, test_label_npy, thre=1)
    test_dataset = data_generator(test_data, test_label, batch_size, False)
```

```python
    input = tf.placeholder(dtype=tf.float32, shape=[None, input_size[0], input_
                           size[1], input_size[2]])
    logit = build_res_network(input, first_channels, n_class, rate=.2, is_training=False)
    label = tf.placeholder(dtype=tf.float32, shape=[None, n_class])
    saver = tf.train.Saver()
    with tf.Session() as sess:
        saver.restore(sess, save_model)
        pred_label = []
        cls_label = []
        y_prob = []
        all_num = len(test_data)
        TP = 0
        for step in range(all_num):
            x, y = next(test_dataset)
            pred_logits = sess.run(logit, feed_dict={input:x, label:y})
            pred_y = np.argmax(pred_logits,1).astype(np.int)
            label_y = np.argmax(y,1).astype(np.int)

            pred_label.append(pred_y[0])
            cls_label.append(label_y[0])
            y_prob.append(pred_logits[0][1])

            if label_y[0]==pred_y[0]:
                TP += 1

        if step%display_step == 0:
        print('Test steps {:} y true {:} y pred{:}'.format(step, label_y, pred_y))
        auc = roc_auc_score(cls_label, y_prob)
        precision = precision_score(cls_label, pred_label)
        recall = recall_score(cls_label, pred_label)
        f1 = f1_score(cls_label, pred_label)

        print('Tesy AUC={:4f}, Avg acc={:4f}, Precision={:4f}, Recall={:4f},
              F1={:4f}'.format(auc, TP*1.0/all_num, precision, recall, f1))

test_img_npy_A = [
    './data/stage_2_train_npy/test_img_300_0.npy',
    './data/stage_2_train_npy/test_img_100_1.npy',
    './data/stage_2_train_npy/test_img_100_2.npy',
    './data/stage_2_train_npy/test_img_100_3.npy',
]
test_label_npy_A = [
    './data/stage_2_train_npy/test_label_300_0.npy',
    './data/stage_2_train_npy/test_label_100_1.npy',
    './data/stage_2_train_npy/test_label_100_2.npy',
```

```
        './data/stage_2_train_npy/test_label_100_3.npy',
]

save_model = './saved_model/epoch_036_0.5757_model'
test(test_img_npy, test_label_npy, save_model)
```

执行上述代码后，输出如下：

```
Test steps 0 y true [0] y pred[0]
Test steps 100 y true [0] y pred[0]
Test steps 200 y true [0] y pred[0]
Test steps 300 y true [1] y pred[1]
Test steps 400 y true [1] y pred[0]
Test steps 500 y true [1] y pred[1]
Test AUC=0.855778, Avg acc=0.773333, Precision=0.773333, Recall=0.773333, F1=0.773333
```

5.4.4　基于颅内 CT 影像的脑出血分类检测实战总结

在本节中，我们主要以颅内出血的公开数据集为例，讲解基于深度学习的分类任务在实际中的应用。主要流程包括数据读取与预处理、模型训练与模型测试。在实际使用时，还可以从很多方面继续优化，例如网络结构、数据的预处理与后处理，需要根据不同任务进行相应的分析与实验。同时本节使用了多个常见的分类评价指标，可使读者对分类任务实战有更全面、直观的认识，有助于更好地将深度学习方法迁移到其他的医学图像分类任务上。

5.5　小结

在本章中，我们对医学图像分类任务中常用的损失函数、评价指标进行了详细介绍；对深度神经网络的经典模型进行了归纳和总结；最后在公开数据集上通过代码对医学图像分类任务进行实战分析与讲解。

5.6　参考资料

[1] Woo S, Park J, Lee J Y, et al. Cbam: Convolutional block attention module[C]//Proceedings of the European conference on computer vision (ECCV). 2018: 3-19.

[2] Lin T Y, Goyal P, Girshick R, et al. Focal Loss for Dense Object Detection[J]. IEEE

Transactions on Pattern Analysis & Machine Intelligence, 2017, PP(99): 2999-3007.

[3] He K, Zhang X, Ren S, et al. Deep residual learning for image recognition[C]//Proceedings of the IEEE conference on computer vision and pattern recognition. 2016: 770-778.

[4] Huang G, Liu Z, Van Der Maaten L, et al. Densely connected convolutional networks[C]// Proceedings of the IEEE conference on computer vision and pattern recognition. 2017: 4700-4708.

[5] Hu J, Shen L, Sun G. Squeeze-and-excitation networks[C]//Proceedings of the IEEE conference on computer vision and pattern recognition. 2018: 7132-7141.

第 6 章

语义分割

语义分割在医疗图像处理领域有着广泛的应用，在病灶检测、器官解剖结构分段等方面发挥着重要作用。在本章中，我们将详细介绍在语义分割任务中常用的损失函数和评价指标；接着介绍在医疗图像领域中经典的深度神经网络模型；最后以病灶分割为例，具体说明在解决问题时从医疗图像的预处理、模型选择到后处理的全套流程及此间的诸多实战技巧。

6.1 损失函数

深度学习模型通过优化损失函数来减小模型的输出与目标之间的差异。为了保证优化的效率和效果，我们应当根据任务选择适当的损失函数。我们在本节中将要介绍 4 类常用的语义分割损失函数。损失函数可以根据其优化的目标分为基于分布的损失函数、基于区域的损失函数以及基于边界的损失函数。

基于分布（distribution-based）的损失函数用于最小化两个分布之间的距离。在医疗图像语义分割任务中，神经网络模型对每个像素点生成一个基于所有类别的分布。通过最小化预测的分布和目标分布之间的距离，我们就可以实现模型的优化。基于分布的损失函数主要有交叉熵损失以及相应的拓展 Focal 损失，具体定义见第 5 章内容。

基于区域（region-based）的损失函数用于度量目标区域和预测区域之间的差异，最小化这类损失函数等价于最大化预测区域和目标区域之间的重叠区域。常用基于区域的损失函数主要有 Dice 损失和 Tversky 损失。

基于边界（boundary-based）的损失函数描述了标注和预测的分割图形外部边界之间的

差异，最小化该损失函数即为增大预测图像外边界和目标图像外边界的相似性。基于边界的损失函数能够缓解类别高度不平衡带来的困境，并且对于边界的关注是基于区域的损失函数的一种补充。但是由于边界点很难用可微分的方程表示，因此这一函数在深度分割网络中并不常用。

除了上述 3 类损失函数，在实际的医疗图像分割任务中较为常用的是混合损失（compound loss）函数，其将不同种类损失函数的组合，以互作补充，提高模型的准确度。

下面我们将详细介绍后面 3 类损失中常用的损失函数，公式中的符号定义同第 5 章。

6.1.1　Dice 损失

Dice 损失是一种用来度量语义分割性能的评价指标，其反映了标注区域和预测区域之间的重叠程度。用 1 减去 Dice 系数，我们就可以得到对应的 Dice 损失。Dice 系数越大，Dice 损失越小。在多类分割中，我们可以在每个类别上计算 Dice 损失，每个类别的 Dice 损失在 [0, 1] 内，因为不同类别样本数量不均衡不会影响其贡献的损失，所以不需要做加权处理，其公式如式（6-1）所示。

$$L_{\mathrm{Dice}} = 1 - \frac{2\sum\limits_{i=1}^{N}\sum\limits_{k=1}^{C} y_i^k p_i^k + \epsilon}{\sum\limits_{i=1}^{N}\sum\limits_{k=1}^{C} y_i^k + \sum\limits_{i=1}^{N}\sum\limits_{k=1}^{C} p_i^k + \epsilon} \qquad \text{式（6-1）}$$

其中，输出的类别数为 C，样本数量为 N，y_i^k 表示样本 i 的第 k 类的实际概率，p_i^k 表示样本 i 的第 k 类的预测概率。由于 Dice 损失在非常小的目标上不稳定，因此很难学习小目标。

6.1.2　Tversky 损失

Tversky 损失是 Dice 损失的一种常用拓展。在不同的具体任务下，我们对于分割的精确率和召回率有着不同的要求，有时候需要以牺牲精度为代价，提高像素的召回率。基于这种需求，我们可以通过为假阳区域和假阴区域进行加权来调整损失，如式（6-2）所示。

$$L_{\mathrm{Tversky}} = 1 - \frac{\sum\limits_{i=1}^{N}\sum\limits_{k=1}^{C} y_i^k p_i^k + \epsilon}{\sum\limits_{i=1}^{N}\sum\limits_{k=1}^{C} y_i^k p_i^k + \alpha\sum\limits_{i=1}^{N}\sum\limits_{k=1}^{C}\left(1-y_i^k\right)p_i^k + \beta\sum\limits_{i=1}^{N}\sum\limits_{k=1}^{C}\left(1-p_i^k\right)y_i^k + \epsilon} \qquad \text{式（6-2）}$$

6.1.3　Boundary 损失

Boundary 损失通过一种可微分的方式计算目标的分割图形外部边界和预测的分割图形外部边界之间的距离，如图 6-1 所示。

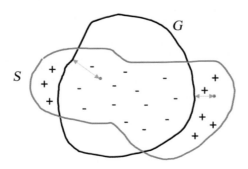

图 6-1　Boundary 损失

其计算公式如式（6-3）和式（6-4）所示。

$$L_{\text{Boundary}} = \sum_{x \in S} d_G(x) p_x \qquad \text{式（6-3）}$$

$$d_G(x) = \begin{cases} -\min(\|x - z\|) & z \in \partial G, x \in G \\ \min(\|x - z\|) & z \in \partial G, x \notin G \end{cases} \qquad \text{式（6-4）}$$

其中，G 表示目标区域，S 表示预测区域，∂G 表示目标边界，$d_G(x)$ 表示点与目标区域边界距离。需要注意的是，位于目标内部的区域的点距离为负，而位于目标区域外的点距离为正。p_x 表示点 x 的预测结果的 Softmax 值。Boundary 损失可以表示为通过距离对 Softmax 的预测值进行线性加权。在实际使用时，我们需要提前根据目标 G 计算距离变换图（distance transform map）。

6.1.4　混合损失

大多数基于分布的损失函数是交叉熵损失的变种，而大多数基于区域的损失函数是 Dice 损失的变种。基于边界的损失函数主要关注的是两个分割结果间边界的差异，而混合损失函数则是不同种类损失函数的组合，通过互作补充提高模型的准确度。混合损失在实际的医疗图像分割任务中较为常见，接下来我们介绍经典的混合损失 exp-log loss，该损失是 Dice 损失和交叉熵损失的组合，其计算公式如式（6-5）所示。

$$L_{\exp} = w_d L_{\text{Dice}} + w_c L_{\text{CE}}$$
$$= w_d E\left[(-\log\ \text{Dice}\ )^{\gamma_d} \right] + w_c E\left[(-\log p)^{\gamma_c} \right]$$

式（6-5）

其中，w_d 和 w_c 分别表示 Dice 损失和交叉熵损失的权重，指数项 γ_d 和 γ_c 分别控制 Dice 损失和交叉熵损失的曲线。类似于 Focal 损失，对数和指数的加入使得损失对于小目标更加敏感，因此能够提升小目标的分割效果。

一般而言，Dice 损失及其变种损失函数能很好地应对不同类别不均衡的问题，而交叉熵损失往往能使模型快速收敛，二者的组合使用常常能够获得更稳定的训练过程和更好的效果。这些损失函数中没有一类或某一个是在所有任务中表现都非常优异的，因此我们需要结合任务的具体情况和经验来选用对应的损失函数。

6.2　评价指标

评价指标对评价语义分割模型的性能非常重要。除了分类中常用的精确率、召回率与 F1 分数可以用于分割评价，我们再来介绍几种经典的语义分割评价指标。

6.2.1　IoU

交并比（Intersection over Union, IoU）又称为 Jaccard 系数，用于表示两个集合的重叠程度。如图 6-2 所示，集合 A 与 B 的 IoU 公式如式（6-6）所示。

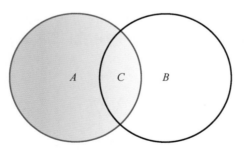

图 6-2　两个集合的 IoU

$$\text{IoU}(A, B) = \frac{A \bigcap B}{A \bigcup B}$$

式（6-6）

IoU 又可以表示为式（6-7）所示的样子。

$$IoU = \frac{TP}{TP + FN + FP}$$
式（6-7）

其中，*TP*、*FN* 和 *FP* 的定义见第 5 章。

6.2.2　Dice 系数

Dice 系数与 IoU 十分相似，其计算公式如式（6-8）所示。

$$Dice(A, B) = \frac{2A \cap B}{|A| + |B|}$$
式（6-8）

同样，Dice 系数的计算公式可以表示为式（6-9）所示的样子。

$$Dice(A, B) = \frac{2TP}{2TP + FN + FP}$$
式（6-9）

Tversky 系数是 Dice 系数和 Jaccard 系数的一种广义系数，其计算公式如式（6-10）所示。

$$T(A, B) = \frac{A \cap B}{A \cap B + \alpha |A - B| + \beta |B - A|}$$
式（6-10）

其中，*A* 为预测的标签，*B* 为真实的标签。当 $\alpha = \beta = 0.5$ 时，Tverkey 系数就变成了 Dice 系数；当 $\alpha = \beta = 1$ 时，Tversky 系数就变成了 Jaccard 系数。

在式（6-10）中，|*A-B*| 意味着假阳性 FP，|*B-A*| 意味着假阴性 FN，通过调整 α 和 β 权衡假阳性和假阴性。

6.2.3　Hausdorff-95

豪斯多夫（Hausdorff，HD）距离是两个集合距离的度量。如图 6-3 所示，对于点集 *B* 中的每个点，点集 *A* 中距离该点的最小距离可以构成一个距离的集合，该集合中的最大值即为点集 *A* 到点集 *B* 的最大 HD 距离 h_{AB}。h_{AB} 表示集合 *A* 到 *B* 的单向 HD 距离 h_{BA} 表示集合 *B* 到集合 *A* 的单向 HD 距离，如式（6-11）所示。

$$h_{AB} = \max_{a \in A} \min_{b \in B} \| a - b \|_2$$
$$h_{BA} = \max_{b \in B} \min_{a \in A} \| a - b \|_2$$
式（6-11）

点集 *A* 和点集 *B* 之间的最大 HD 距离 *H*(*A*, *B*) 则为 h_{AB} 和 h_{AB} 的最大值，如式（6-12）所示。

$$H(A, B) = \max(h_{AB}, h_{BA})$$
式（6-12）

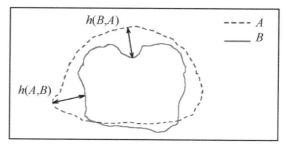

图 6-3 HD 距离

Hausdorff-95 指标是在 $h_{(A, B)}$ 和 $h_{(B, A)}$ 两个距离集合中取 95% 分位对应的距离作为最后的距离（100% 分位对应的是最大距离）。之所以这样选取，是为了缓解分割区域存在小的离群点集，最大距离无法真实地表示两个分割区域的边界距离的问题。

6.3 其他统计方法

为了更清晰地说明指标在整个数据集中的表现，我们可以将评价指标按照病人级别（patient-level）和数据级别（data-level）的不同粒度计算。

6.3.1 patient-level

patient-level 的统计是针对每个病人的多个影像结果计算多个指标，再通过求平均或者其他统计方式计算出最终的指标。如 CTA 影像数据，同一个病人可能存在不同时期的多个影像，每个影像通过模型预测的结果都对应一个 3D 病灶 mask，则可计算每个影像的 Dice 系数，再计算它们的平均值作为最终的结果。对于其他指标，比如精确率、召回率、F1 分数、AUC，则可以以 pixel-wise 和 lesion-wise 为单位来计算指标。对于 lesion-wise，则需知道每个病灶的预测是否正确，具体可以将真实病灶与交集最大的预测病灶保留，并且过滤掉 IOU 小于某个指定阈值的病灶（类似于极大值抑制），最终与真实病灶有交集的病灶则是真阳（TP），去掉的病灶是假阳（FP），与真实病灶无交集的是假阴（FN）。

6.3.2 data-level

data-level 的统计是把每个病人的所有影像聚合为一个数据计算指标，不区分是否属于同一个病人。比如，将病人的 CTA 影像数据聚合成一个数据集，可计算整体的 Dice 系数。

同样，可以以 pixel-wise 和 lesion-wise 为单位来计算精确率、召回率、F1 分数、AUC 等指标。

6.4　经典分割模型

在介绍基于深度学习的语义分割网络之前，我们先简单介绍一下本领域的开篇之作——全卷积神经网络（Full Convolutional Neural Network，FCNN）。

不同于普通的神经网络，FCNN 不存在全连接层，而是全部由卷积层构成，因此对于图像无输入尺寸的限制。FCNN 采用了编码器和解码器的结构，编码器经过一系列卷积和下采样操作获取高阶的语义信息，解码器通过上采样将输入图像转换为相同尺寸的分割掩码，并采用跳跃连接的方式将不同尺度信息融合在一起，可有效提升模型的精准度。

FCNN 给后续的语义分割模型提供了很多参考，在语义分割领域有深远的意义。但由于 FCNN 结构相对简单，通常情况下也不适用于医学图像分割，因此在细节上不作赘述。

6.4.1　UNet 网络

在本节中，我们将介绍在医学图像领域非常流行的网络——UNet。根据使用的卷积层是 2D 的还是 3D 的，又可以将其分为 2D-UNet 和 3D-UNet。

1. 2D-UNet

2D-UNet 于 2015 年提出，继承了 FCNN 的主要思想，其网络结构如图 6-4 所示。

2D-UNet 主要由以下两个重要部分组成。

（1）编码器 - 解码器结构。不同于 FCNN，UNet 的编码器和解码器是对称的，即下采样和上采样的次数相同，类似于 U 形结构。图像经过多次下采样获得对于分割十分重要的高阶语义信息和低阶像素信息。

（2）跳跃连接。FCNN 通过跳跃连接进行特征融合的方式是相加（add），而 UNet 的特征融合使用了通道拼接（concat）的方法。相比元素级加法操作，通道拼接为学习像素级别的语义分割提供了更多的选择，具有更强的表示能力，但其缺点是在显存消耗上高于加法操作。

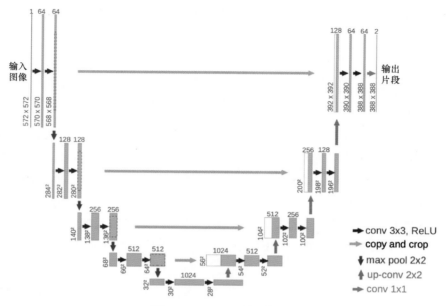

图 6-4　2D-UNet 的网络结构

2. 3D-UNet

研究者在 2016 年提出了专门用于处理 3D 医疗图像数据的 3D-UNet，这一网络在该领域得到了广泛应用。其网络结构如图 6-5 所示。

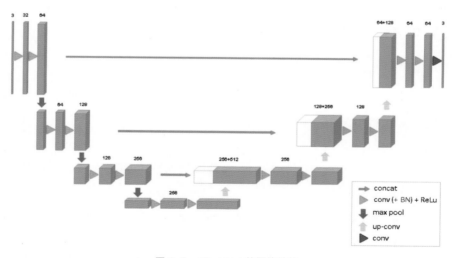

图 6-5　3D-UNet 的网络结构

相比 2D-UNet，3D-UNet 主要进行了如下改动。

（1）将输入改为 3D 数据，同时将 2D 卷积层改为 3D 卷积层。

（2）为了减小 3D 数据输入带来的巨大显存消耗，3D-UNet 减少了一次下采样，同时将最底层的通道数量减半。

在医学图像的应用中，尽管 2D-UNet 和 3D-UNet 都可以使用，但是它们其实适用于不同的任务。直接使用 3D 图像作为输入的 3D-UNet，融合了 3D 的空间信息，对于一些依赖空间信息的任务（如器官分割与分类）十分友好，但是 3D 图像占用显存较多，因此需要在显存消耗和输入尺寸降低带来的信息损失之间做平衡。另外，对于很小的病灶分割，我们可以将每一层作为输入建立 2D 模型，对每一层进行预测再拼接，反而能够减少 3D 图像中严重的类别不平衡带来的精度损失。

在医疗领域中，为何 UNet 可以取得如此广泛的应用？原因主要有以下几点。

（1）医学图像中数据量少，结构简单的 UNet 参数量较少，便于训练，不容易发生过拟合，这也是 UNet 在医学图像分割领域得到广泛使用的主要原因。

（2）UNet 的下采样、上采样结构很好地平衡了模型的计算量和表示能力，在输入相对较大时也可以保证模型内存占用在可接受的范围内。医学图像普遍轮廓简单且结构固定，往往不需要过深的高分辨率特征，因此 UNet 的下采样在保证网络深度的同时，可显著降低显存消耗，适用于较大尺寸的医学图像。

6.4.2　UNet 变形

在本节中，我们主要介绍两种 UNet 的变形，即 UNet++ 和 UNet3+。

1. UNet++

UNet++ 于 2018 年提出。作为 UNet 的改进版，UNet++ 借鉴了 DenseNet，加入了密集跳跃连接（nested and dense skip connections），能更有效地捕获前景中的细粒度（fine-grained）特征；UNet++ 还加入了深监督，可用于更精确的特征提取。UNet++ 的网络结构如图 6-6 所示。

相比 UNet，UNet++ 有如下优、缺点。

（1）优点：嵌套的跳跃连接能够部分弥补编码器和解码器的特征图的语义鸿沟，使得优化更加容易；深监督能够更好地获取不同尺度的特征，从而得到更精确的分割掩码。另外，作者提出了在推理时使用剪枝的方案，可在损失较小精度的条件下大大减少推理时间。

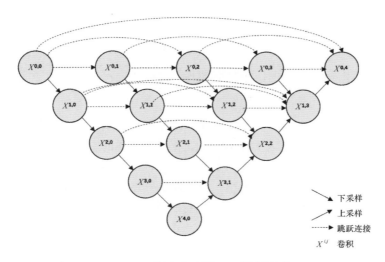

图 6-6　UNet++ 的网络结构

（2）缺点：相比 UNet，UNet++ 的显存消耗明显增加。在一些任务上，UNet++ 相比 UNet 在性能上的提升并不明显，甚至在分割精度上要求不高时，反而会带来更高的显存开销。因此在具体使用时，我们需要根据任务的需求在二者之间做一定的权衡。

2. UNet3+

UNet3+ 于 2020 年提出，又记作 UNet+++。其网络结构如图 6-7 所示，其中虚线代表跳跃连接。

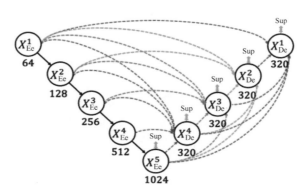

图 6-7　UNet3+ 的网络结构

相比 UNet 和 UNet++，UNet 3+ 做出了如下改进。

（1）重新设计了跳跃连接的方式，引入了全尺度的跳跃连接（full-scale skip connections），在全尺度上进行特征融合，尽可能利用低阶的细节特征和高阶的语义特征，同时减少参数量。

（2）增加全尺度的深监督，可以从多尺度聚合的特征图中学习到不同层次的表示。

（3）加入分类引导模块，通过额外训练图像级别的分类，从而减少对非器官图像的过度分割。在 UNet 3+ 中，作者认为假阳性可能是由于背景中的噪声信息残留所导致的过分割现象。为了达到更高的分割准确率，作者加入了一个分类引导模块。分类引导模块主要用于预测输入图像是否有器官、病灶，因此除分割损失外，UNet 3+ 还会通过分类引导模块得到不同尺度的特征图是否存在器官或病灶的分类结果，并计算 BCE 损失，以此监督模型训练，以得到更精确的结果。

一般情况下，UNet3+ 可以达到更高的准确率，但是分类引导模块等的存在增加了模型的复杂度，因此仍然需要在显存消耗和精度要求之间做平衡。

6.4.3 其他分割网络

DeepMedic 网络发表于 2017 年，是一种不同于编码器－解码器的分割网络结构，其网络结构如图 6-8 所示。

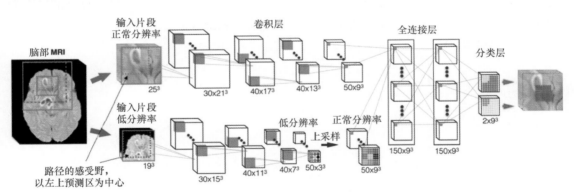

图 6-8 DeepMedic 的网络结构

DeepMedic 的主要思想是在特定区域同时取原分辨率的细节特征和低分辨率的全局特征，使用两个 CNN 分支分别提取特征，再使用全连接层进行特征融合，得到最终分割结果。在 CNN 中，DeepMedic 采取了没有 padding 的方式，所以最终得到的 mask 会小于输入图像，但这样也保证了结果不会受到 padding 的边界效应影响，对于每个体素有精准的预测。

相比 UNet 等其他网络，DeepMedic 的优点是网络小、推理快，同时使用了多尺度信息。其主要可以用于上游机器学习模型或 CNN 后优化分割结果，或为目标检测模型提供分割结果从而搭建二阶段模型，以提高精度或适用于不同任务。

6.5　实战：基于 MRI 影像的脑肿瘤分割

在本节中，我们通过一个实战项目来详述 3D 医疗图像上的病灶分割方法，主要涉及数据预处理、神经网络模型搭建以及预测等过程。本节使用的数据集是 MRI 影像的公开数据集。

6.5.1　数据预处理

1. 数据预览

如图 6-9 所示，所下载的数据为一个 JSON 格式的文件，解释了数据的模态、类别标号等基本信息，以及训练集和测试集的路径。如图 6-10 所示，该数据集中有 484 个训练用例，266 个测试用例。每个病例有 FLAIR、T1 加权（T1w）、T1 加权增强（T1gd）和 T2 加权（T2w）共 4 种模态的序列和一个人工标注的分割数据（Label），需要分割的部分为水肿区域（edema）、非增强肿瘤（non-enhancing tumor）和增强肿瘤（enhancing tumor）。数据格式是 Nifti，文件扩展名是 .nii.gz，分割图像是 3D 的掩模图，其尺寸为 (155, 240, 240)。原始 MRI 图像是包含 4 个序列的 4D 数据，在读图像时将序列维度放置到最后，则图像尺寸变换为 (155, 240, 240, 4)。

```
{
"name": "BRATS",
"description": "Gliomas segmentation tumour and oedema in on brain images",
"reference": "
"licence":"CC-BY-SA 4.0",
"release":"2.0 04/05/2018",
"tensorImageSize": "4D",
"modality": {
    "0": "FLAIR",
    "1": "T1w",
    "2": "t1gd",
    "3": "T2w"
},
"labels": {
    "0": "background",
    "1": "edema",
    "2": "non-enhancing tumor",
    "3": "enhancing tumour"
},
"numTraining": 484,
"numTest": 266,
"training":
    [{"image":"./imagesTr/BRATS_457.nii.gz","label":"./labelsTr/BRATS_457.nii.gz"},{"image":"./imagesTr/BRATS_306.nii.gz","label":
    "./labelsTr/BRATS_306.nii.gz"},{"image":"./imagesTr/BRATS_206.nii.gz","label":"./labelsTr/BRATS_206.nii.gz"},{"image":
    "./imagesTr/BRATS_449.nii.gz","label":"./labelsTr/BRATS_449.nii.gz"},{"image":"./imagesTr/BRATS_318.nii.gz","label":
    "./labelsTr/BRATS_318.nii.gz"},{"image":"./imagesTr/BRATS_218.nii.gz","label":"./labelsTr/BRATS_218.nii.gz"},{"image":
    "./imagesTr/BRATS_434.nii.gz","label":"./labelsTr/BRATS_434.nii.gz"},{"image":"./imagesTr/BRATS_365.nii.gz","label":
    "./labelsTr/BRATS_365.nii.gz"},{"image":"./imagesTr/BRATS_265.nii.gz","label":"./labelsTr/BRATS_265.nii.gz"},{"image":
    "./imagesTr/BRATS_214.nii.gz","label":"./labelsTr/BRATS_214.nii.gz"},{"image":"./imagesTr/BRATS_314.nii.gz","label":"
```

图 6-9　数据预览

加载图像的代码如清单 6-1 所示，运行结果如图 6-10 所示。

清单 6-1　加载图像

```python
import os
import numpy as np
import SimpleITK as sitk
import matplotlib.pyplot as plt


def show_imgs(images, cols=5):
    rows = len(images)
    titles = ['FLAIR', 'T1w', 'T1gd', 'T2w', 'Label']
    f, axes = plt.subplots(max(1, rows), cols)
    axes_ravel = axes.ravel()
    for i, (image, label) in enumerate(images):
        ds = np.where(label != 0)[0]
        ds.sort()
        slice = ds[len(ds) // 2]
        for j in range(cols-1):
            axes_ravel[i*cols+j].set_axis_off()
            axes_ravel[i*cols+j].imshow(image[slice, : , : , j], cmap='Greys_r')
            axes_ravel[i*cols+j].set_title(titles[j])
        axes_ravel[(i+1)*cols-1].set_axis_off()
        axes_ravel[(i+1)*cols-1].imshow(label[slice, : , : ], cmap='Greys_r')
        axes_ravel[(i+1)*cols-1].set_title(titles[-1])
    f.tight_layout()
    plt.subplots_adjust(wspace=0.01, hspace=0)
    plt.show()


def read_img(img_path, label_path=None):
    img_itk = sitk.ReadImage(img_path)
    img_np = sitk.GetArrayFromImage(img_itk)
    img_np = np.moveaxis(img_np, 0, 3)
    if label_path is not None:
        label_itk = sitk.ReadImage(label_path)
        label_np = sitk.GetArrayFromImage(label_itk)
        return img_np, label_np
    return img_np


img_path = '../data/Task01_BrainTumour/imagesTr/BRATS_001.nii.gz'
label_path = '../data/Task01_BrainTumour/labelsTr/BRATS_001.nii.gz'
img_np, label_np = read_img(img_path, label_path)
show_imgs([(img_np, label_np)])
```

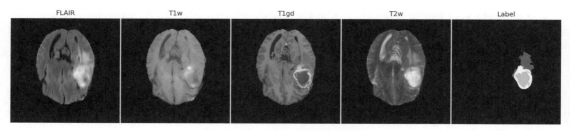

图 6-10　4 种 MRI 序列和分割掩模

2. 图像预处理

在将数据输入网络训练之前，我们先对图像进行一系列的预处理操作。首先，MRI 数据的不同模态序列需要经过配准。由于我们拿到的数据经过了配准处理，因此这一步可以省略。此外，由于 3D 医学图像尺寸较大，直接放入网络用 GPU 训练时可能会导致"显存爆炸"，因此需要在预处理阶段进行采样或者裁剪操作，以减小图像尺寸。由于肿瘤区域在整个图像中占比较小，这里我们将图像进行切块处理。需要注意的是，大部分 patch 是没有肿瘤区域或较小的，为了保证有足够的阳性样本、让训练更加稳定，我们需要给定一个阈值，选择有一定比例肿瘤的 patch 作为样本。代码如清单 6-2 所示。

清单 6-2　图像预处理

```
from scipy.ndimage import zoom
from utils import min_max_norm, resize3d

def extract_ordered_overlap_patches(img, label, patch_size, s=16):
    img = img[: , 20: -20, 20: -20, : ]
    d, h, w, _ = img.shape
    patch_d, patch_h, patch_w = patch_size
    sd = d - patch_d
    sh = h - patch_h
    sw = w - patch_w
    std = s
    sth = s*2
    stw = s*2
    patch_list = []
    pos_list = []
    if label is not None:
        label = label[: , 20: -20, 20: -20]
    for i in range(sd // std + 1):
        for j in range(sh // sth + 1):
            for k in range(sw//stw + 1):
                patch_img = img[i*std: min(d, i*std+patch_d),
                            j*sth:min(h,j*sth+patch_h),k*stw:min(w,k*stw+patch_w),:]
```

```
                if label is not None:
                    patch_label = label[i*std: min(d, i*std+patch_d),
                                        j*sth: min(h, j*sth+patch_h),
                                        k*stw: min(w, k*stw+patch_w)]
                    if patch_label.shape != tuple(patch_size):
                        continue
                    if np.count_nonzero(patch_label)/np.count_nonzero(label) >= 0.2:
                        patch_list.append((patch_img, patch_label))
                        pos_list.append((i, j, k))
                else:
                    patch_list.append(patch_img)
                    pos_list.append((i, j, k))
    return patch_list, pos_list

def preprocess(image):
    # z-score normalization in each slice and each channel
    for i in range(image.shape[3]):
        for z in range(image.shape[0]):
            img_slice = image[z, : , : , i]
            image[z, : , : , i] = z_score_norm(img_slice)
    return image

patch_list, _ = extract_ordered_overlap_patches(img_np, label_np, patch_size)
show_imgs(patch_list[: 1])
```

另外，由于 MR 图像的灰度值的范围太过广泛，不同设备扫描的组织灰度不固定，因此我们需要对图像进行 Z-Score 标准化，将其分布限定在均值为 0、标准差为 1。

经过切块处理和标准化操作之后，图像切块与相应的分割掩膜如图 6-11 所示。

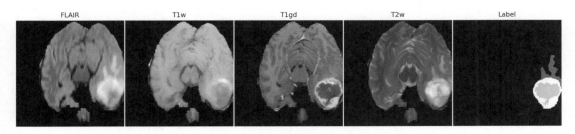

图 6-11 预处理后的图像切块与相应的分割掩膜

3. 数据生成器

我们可以获取 JSON 文件中的训练集路径，然后把负责数据读取、预处理、数据打乱以及划分 batch（可选：数据增强）的功能交给一个数据生成器来实现。代码如清单 6-3 所示。

清单 6-3　数据生成器

```python
import random

def data_generator(data_dir, path_list, target_shape, batch_size, is_training, buffer_size=8):
    if not is_training:
        buffer_size = 1
    else:
        random.shuffle(path_list)
        buffer_size = min(len(path_list), buffer_size)
    k = len(path_list) // buffer_size
    for i in range(k):
        data_list = []
        for j in range(i*buffer_size, (i+1)*buffer_size):
            img_path = path_list[j]['image'].replace('./', data_dir)
            label_path = path_list[j]['label'].replace('./', data_dir)
            if not os.path.exists(img_path) or not os.path.exists(label_path):
                continue
            img, label = read_img(img_path, label_path)
            img = preprocess(img)
            patch_list = extract_ordered_overlap_patches(img, label, target_shape)
            data_list += patch_list
        X = np.array([it[0] for it in data_list])
        Y = np.array([it[1] for it in data_list])
        if is_training:
            index = np.random.permutation(len(data_list))
            X = X[index, ...]
            Y = Y[index, ...]
        for step in range(X.shape[0]//batch_size-1):
            x = X[step * batch_size: (step + 1) * batch_size, ...]
            y = Y[step * batch_size: (step + 1) * batch_size, ...]
            yield x, y


data_dir = '../data/Task01_BrainTumour/'
with open(os.path.join(data_dir, 'dataset.json'), 'r') as f:
    data_info = json.load(f)
train_path_list = data_info['training']
patch_size = (32, 160, 160)
test_data = data_generator(data_dir, train_path_list[: 3], patch_size, 1, False, 1)
for x, y in test_data:
    print(x.shape, y.shape)
```

6.5.2　模型搭建

针对不同任务，在选定大体网络结构之后，我们通常需要对一些细节进行针对性调整，以适应不同任务。下面我们以 UNet 为例，介绍在器官或病灶分割时如何进行模型结构和细节的选择方法以及注意事项。

1. 模块选择

随着 CNN 在人工智能领域的发展，其拓展模块也越来越多，而有目的地使用这些模块可以有效提高神经网络的性能。下面我们介绍几种常见的模块。

（1）归一化模块。3D 医学图像由于尺寸较大，往往需要采用比较小的 batch 作为输入训练模型。批归一化（Batch Normalization，BN）可以加速模型的收敛，并起到归一化的作用，然而当 batch 比较小时，BN 层会带来较大的误差。要减小误差，我们可以使用不在 batch 维度做归一化的方法，例如 Group Normalization、Layer Normalization、Instance Normalization 等。清单 6-4 给出的是 Group Normalization 的代码实现。

清单 6-4　Group Normalization

```python
import Tensorflow as tf
from Tensorflow.keras.layers import Layer

class GroupNorm(Layer):
    def __init__(self, groups=4):
        super(GroupNorm, self).__init__()
        self.G = groups
        self.eps = 1e-5

    def build(self, input_shape):
        self.group = self.G if input_shape[-1] % self.G == 0 else 1
        self.channel = input_shape[-1]
        self.group = min(self.channel, self.group)
        self.split = self.channel // self.group
        self.gamma = self.add_weight(name='gamma_gn', shape=(1, 1, 1, 1,
                                input_shape[-1]), initializer='ones', trainable=True)
        self.beta = self.add_weight(name='beta_gn', shape=(1, 1, 1, 1,
                                input_shape[-1]), initializer='zeros', trainable=True)

    def call(self, inputs):
        N, D, H, W, C = tf.keras.backend.int_shape(inputs)
        inputs = tf.reshape(inputs, [-1, D, H, W, self.group, self.split])
        mean, var = tf.nn.moments(inputs, [1, 2, 3, 5])
        mean = tf.reshape(mean, [-1, 1, 1, 1, self.group, 1])
        var = tf.reshape(var, [-1, 1, 1, 1, self.group, 1])
        ipt = (inputs - mean) / tf.sqrt(var + self.eps)
        output = tf.reshape(inputs, [-1, D, H, W, C]) * self.gamma + self.beta
        return output
```

（2）ResBlock。ResBlock 于 ResNet 的经典论文中提出，主要用于解决神经网络加深导致的梯度消失问题，通过学习残差来提升神经网络的特征表示能力。因此，在分割网络搭建得比较深时，将普通卷积模块改为 ResBlock 是一个很好的选择。如果通道数较多，我们就可以使用带有瓶颈结构的 ResBlock，可以有效减小通道过大带来的计算量（见第 5 章）。简化版的带 ResBlock 的卷积模块的代码实现如清单 6-5 所示。

清单 6-5   卷积模块

```python
from Tensorflow import keras
from Tensorflow.keras.layers import Conv3D, BatchNormalization, ReLU, MaxPool3D

def conv_res_block(x, filters, activation=ReLU(),kernel_size=3, strides=1, padding='same',
                num_layers=1):
    if num_layers == 1:
        x = Conv3D(filters, kernel_size, strides=strides, padding=padding)(x)
        x = GroupNorm()(x)
        x = activation(x)
        return x
    shortcut = Conv3D(filters, 1, strides=strides, padding=padding)(x)
    shortcut = GroupNorm()(shortcut)
    shortcut = activation(shortcut)
    for i in range(num_layers):
        x = Conv3D(filters, kernel_size, strides=strides, padding=padding)(x)
        x = activation(x)
    x = x + shortcut
    return x
```

（3）上采样模块。最初的 UNet 模型是使用转置卷积来实现从小特征图到大特征图的上采样过程的。在之后的研究中，转置卷积被认为会导致棋盘效应的产生，将转置卷积中卷积核尺寸改为 stride 的整数倍，可以在一定程度上缓解棋盘效应，而且几乎不会带来模型复杂度的提升。想要完全防止棋盘效应的产生，可以使用双线性插值接卷积的方式取代转置卷积，但会带来一定的模型复杂度提升。我们在清单 6-6 中给出上采样模块的代码，可以根据输入的参数设置采用转置卷积还是插值上采样的方式。

清单 6-6   上采样模块

```python
from Tensorflow.keras.layers import Conv3D, Conv3DTranspose, ReLU, UpSampling3D

def upsample_block(x, filters, activaftion=ReLU(), kernel_size=3, strides=1,
                padding='same', deconv=False):
    if deconv:
        x = Conv3DTranspose(filters, 2, strides=2, padding=padding)(x)
    else:
```

```
        x = UpSampling3D(size=2)(x)
        x = Conv3D(filters, kernel_size, strides=strides, padding=padding)(x)
    x = GroupNorm()(x)
    x = activation(x)
    return x
```

2. 模型深度和宽度

对于 UNet，下采样的次数决定了网络的深度。下采样次数越多，网络的感受野越大，对大物体分割效果越好；而下采样次数越少，网络的感受野越小，相对来说更关注局部范围信息，对小物体分割效果越好。在进行病灶分割时，一般来说病灶体积较小，需要相应减少一些下采样次数，从而保留高分辨率的细节特征。

网络每一层的通道数（卷积核的个数）决定了网络的宽度，更多的卷积核可以提取更多的特征，更大的输入尺寸往往需要更多的通道，但同时会增加训练的显存消耗。原始的 UNet-3d 模型的完整实现如代码清单 6-7 所示。

清单 6-7　原始的 UNet-3d 模型

```
from Tensorflow.keras import Model
from Tensorflow.keras.layers import Input, MaxPool3D, Concatenate

def Unet3d(img_shape, n_filters, n_class):
    inputs = Input(shape=img_shape, name='input')
    l1 = conv_res_block(inputs, n_filters, num_layers=1)
    m1 = MaxPool3D()(l1)
    l2 = conv_res_block(m1, n_filters * 2, num_layers=2)
    m2 = MaxPool3D()(l2)
    l3 = conv_res_block(m2, n_filters * 4, num_layers=3)
    m3 = MaxPool3D()(l3)
    l4 = conv_res_block(m3, n_filters * 8, num_layers=3)
    m4 = MaxPool3D()(l4)
    l5 = conv_res_block(m4, n_filters * 16, num_layers=3)
    up6 = upsample_block(l5, n_filters * 8)
    l6 = conv_res_block(Concatenate()([up6, l4]), n_filters * 8, num_layers=3)
    up7 = upsample_block(l6, n_filters * 4)
    l7 = conv_res_block(Concatenate()([up7, l3]), n_filters * 4, num_layers=3)
    up8 = upsample_block(l7, n_filters * 2)
    l8 = conv_res_block(Concatenate()([up8, l2]), n_filters * 2, num_layers=2)
    up9 = upsample_block(l8, n_filters)
    l9 = conv_res_block(Concatenate()([up9, l1]), n_filters, num_layers=1)
    out = Conv3D(n_class, 1, padding='same', activation=keras.activations.softmax)(l9)
    model = Model(inputs=inputs, outputs=out, name='output')
    return model
```

6.5.3 训练模型

1. 损失函数

在病灶分割模型的构建上，一般会同时使用由 CE 损失和 Dice 损失构成的混合损失。CE 损失以像素为计算单位，对每个像素单独计算损失再求和，收敛较快，因此在训练前期可以使模型快速收敛。但由于其不考虑像素之间的相对关系，因此在分割的精度上有一定欠缺。Dice 损失以类的像素集合为计算单位，在小目标上稳定性较差、收敛较慢，但在收敛到一定程度后，可以进一步在分割结果上表现出更高的精度。因此，混合使用 CE 损失和 Dice 损失恰好弥补了其各自的缺陷，使模型可以在前期快速收敛，同时可以保证一定的分割精度。

在实际使用中，混合这两种损失函数可以使用简单的加权相加，或类似 Exponential Logarithmic loss（exp-log loss）这种更复杂的方法，具体可以从调参难度、任务难度等不同角度酌情选择。清单 6-8 给出的是 exp-log loss 的实现代码。

清单 6-8　exp-log loss

```
def explog_loss(y_true, y_pred, n_class, weights=1., w_d=0.8, w_c=0.2, g_d=0.3,
            g_c=0.3, eps=1e-5):
    y_pred = tf.cast(y_pred, tf.float32)
    y_true = tf.cast(tf.one_hot(y_true, n_class), tf.float32)
    y_true = tf.reshape(y_true, [-1, n_class])
    y_pred = tf.reshape(y_pred, [-1, n_class])
    y_pred = tf.clip_by_value(y_pred, eps, 1.0-eps)
    intersection = tf.reduce_sum(y_true * y_pred, axis=0)
    union = tf.reduce_sum(y_true, axis=0) + tf.reduce_sum(y_pred, axis=0)
    dice = (2 * intersection + eps) / (union + eps)
    dice = tf.clip_by_value(dice, eps, 1.0-eps)
    dice_log_loss = -tf.math.log(dice)
    Ld = tf.reduce_mean(tf.pow(dice_log_loss, g_d))
    wce = weights * y_true * tf.pow(-tf.math.log(y_pred), g_c)
    Lc = tf.reduce_mean(wce)
    score = w_d * Ld + w_c * Lc
    return score
```

2. 学习率和优化器

在学习的过程中，若模型趋于收敛，则应该逐步减小步伐，以免越过了（局部）最优值。因此，在训练时应加入衰减策略，常用的衰减策略有线性衰减、余弦衰减、指数衰减等。清单 6-9 给出的是学习率的指数衰减的代码。

清单 6-9　学习率的指数衰减

```
import Tensorflow as tf
global_step = tf.Variable(0, name='global_step', trainable=False)
lr_schedule = tf.train.exponential_decay(
        0.001,
        global_step,
        decay_steps=5000,
        decay_rate=0.98)
```

优化器选择方面，Adam 优化器使用了历史累积梯度加速下降，并且自适应地调整学习率。在实际应用中，Adam 优化器通常有较好的效果，因此初学者可以优先使用这种优化器，代码如清单 6-10 所示。

清单 6-10　Adam 优化器

```
optimizer = tf.train.AdamOptimizer(learning_rate=lr_schedule)
```

3. 评价指标

为了验证每个 epoch 之后模型表现是否符合预期，我们需要在模型训练的过程中输出评价指标。清单 6-11 给出的是 Dice 评价指标的代码。

清单 6-11　Dice 评价指标

```
def dice_score(y_true, y_pred, n_class, exp=1e-5):
    dices = []
    y_pred = np.argmax(y_pred, axis=-1)
    for i in range(1, n_class):
        pred = y_pred == i
        label = y_true == i
        intersection = 2 * np.sum(label * pred, axis=(1, 2, 3)) + exp
        union = np.sum(label, axis=(1, 2, 3)) + np.sum(pred, axis=(1, 2, 3)) + exp
        dice = intersection / union
        dices.append(dice)
    score = np.mean(dices)
    return score
```

4. 训练过程

训练过程包括加载数据、前向传播、损失计算、反向梯度传播、参数更新、评估结果以及模型保存等步骤。模型训练的完整代码如清单 6-12 所示。

清单 6-12　模型训练

```
def train():
    # 设置参数
```

```python
batch_size = 1
epochs = 500
input_size = [32, 160, 160, 4]
n_class = 4
first_channels = 8
lr = 0.001
save_model_dir = '../saved_models/'
# 加载数据
data_dir = '../data/Task01_BrainTumour/'
with open(os.path.join(data_dir, 'dataset.json'), 'r') as f:
    data_info = json.load(f)
path_list = data_info['training']
n_sample = len(path_list)
train_path_list = path_list[: int(n_sample*0.8)]
val_path_list = path_list[int(n_sample*0.8): ]
# 构建模型和损失函数
model = Unet3d(input_size, first_channels, n_class)
input = model.input
pred = model.output
label = tf.placeholder(tf.int32, shape=[None] + input_size[: 3])
# 损失函数
loss_tf = explog_loss(label, pred, n_class, weights=[1, 10, 20, 20])
global_step = tf.Variable(0, name='global_step', trainable=False)
# 学习率
lr_schedule = tf.train.exponential_decay(
    lr,
    global_step,
    decay_steps=5000,
    decay_rate=0.98)
# 优化器
optimizer = tf.train.AdamOptimizer(learning_rate=lr_schedule)
train_opt = optimizer.minimize(loss_tf, global_step=global_step)
# 训练模型
init_op = tf.global_variables_initializer()
saver = tf.train.Saver()
with tf.Session() as sess:
    sess.run(init_op)
    for epoch in range(epochs):
        # training
        steps = 0
        train_loss_avg = 0
        train_dice_avg = 0
        train_dataset = data_generator(data_dir, train_path_list,
```

```
                                        input_size[: 3], batch_size, True)
    for x, y in train_dataset:
        _, loss, pred_logits = sess.run([train_opt, loss_tf, pred],
                                feed_dict={input: x, label: y})
        dice = dice_score(y, pred_logits, n_class)
        train_dice_avg += dice
        train_loss_avg += loss
        steps += 1
        print('epoch %d, steps %d, train loss: %.4f, train dice: %.4f' %
            (epoch, steps, train_loss_avg / steps, train_dice_avg / steps))
    train_loss_avg /= steps
    train_dice_avg /= steps
    # validation
    steps = 0
    val_loss_avg = 0
    val_dice_avg = 0
    val_dataset = data_generator(data_dir, val_path_list, input_size[: 3],
                            batch_size, False)
    for x, y in val_dataset:
        val_loss, pred_logits = sess.run([loss_tf, pred],
                                    feed_dict={input: x, label: y})
        dice = dice_score(y, pred_logits, n_class)
        val_dice_avg += dice
        steps += 1
        val_loss_avg += val_loss
    val_loss_avg /= steps
    val_dice_avg /= steps
    print('epoch %d, steps %d, validation loss: %.4f, val dice: %4f' %
        (epoch, steps, val_loss_avg, val_dice_avg))
    # save model
    saver.save(sess, os.path.join(save_model_dir, "epoch_%d_%.4f_model" %
            (epoch, val_dice_avg)), write_meta_graph=False)
```

训练过程中，我们在每一步输出每个 batch 的 loss 和 dice，在每个 epoch 输出验证集的 loss 和 dice，以观察训练过程是否正常收敛，并且在每个 epoch 后保存模型。模型训练的输出结果如清单 6-13 所示。

清单 6-13　模型训练的输出结果

```
epoch 0, steps 1, train loss: 1.5946, train dice: 0.0036
epoch 0, steps 2, train loss: 1.4412, train dice: 0.0024
epoch 0, steps 3, train loss: 1.3777, train dice: 0.0132
epoch 0, steps 4, train loss: 1.3787, train dice: 0.0195
epoch 0, steps 5, train loss: 1.3930, train dice: 0.0377
```

```
epoch 0, steps 6, train loss: 1.3991, train dice: 0.0490
epoch 0, steps 7, train loss: 1.3844, train dice: 0.0489
epoch 0, steps 8, train loss: 1.3677, train dice: 0.0464
epoch 0, steps 9, train loss: 1.3645, train dice: 0.0552
epoch 0, steps 10, train loss: 1.3497, train dice: 0.0519
epoch 0, steps 11, train loss: 1.3489, train dice: 0.0574
epoch 0, steps 12, train loss: 1.3424, train dice: 0.0562
epoch 0, steps 13, train loss: 1.3310, train dice: 0.0549
epoch 0, steps 14, train loss: 1.3148, train dice: 0.0535
epoch 0, steps 15, train loss: 1.3119, train dice: 0.0503
epoch 0, steps 16, train loss: 1.3228, train dice: 0.0680
epoch 0, steps 17, train loss: 1.3295, train dice: 0.0641
epoch 0, steps 18, train loss: 1.3136, train dice: 0.0616
epoch 0, steps 19, train loss: 1.3102, train dice: 0.0736
epoch 0, steps 20, train loss: 1.3062, train dice: 0.0730
epoch 0, steps 21, train loss: 1.3012, train dice: 0.0728
epoch 0, steps 22, train loss: 1.2909, train dice: 0.0714
epoch 0, steps 23, train loss: 1.2804, train dice: 0.0747
epoch 0, steps 24, train loss: 1.2742, train dice: 0.0758
epoch 0, steps 25, train loss: 1.2729, train dice: 0.0780
epoch 0, steps 26, train loss: 1.2598, train dice: 0.0799
epoch 0, steps 27, train loss: 1.2581, train dice: 0.0933

...

epoch 27, steps 4662, train loss: 9.5252, train dice: 0.61305
epoch 27, steps 4663, train loss: 0.5252, train dice: 0.6804
epoch 27, steps 4664, train loss: 0.5253, train dice: 0.6804
epoch 27, steps 4665, train loss: 0.5252, train dice: 0.6804
epoch 27, steps 4666, train loss: 0.5252, train dice: 0.6804
epoch 27, steps 4667, train loss: 0.5252, train dice: 0.6804
epoch 27, steps 4668, train loss: 0.5252, train dice: 0.61305
epoch 27, steps 4669, train loss: 0.5252, train dice: 0.61305
epoch 27, steps 4670, train loss: 0.5251, train dice: 0.61305
epoch 27, steps 4671, train loss: 0.5251, train dice: 0.61306
epoch 27, steps 4672, train loss: 0.5251, train dice: 0.61305
epoch 27, steps 4673, train loss: 0.5251, train dice: 0.61306
epoch 27, steps 4674, train loss: 0.5251, train dice: 0.61306
epoch 27, steps 4675, train loss: 0.5251, train dice: 0.61306
epoch 27, steps 4676, train loss: 0.5250, train dice: 0.61306
epoch 27, steps 4677, train loss: 0.5250, train dice: 0.61306
epoch 27, steps 4678, train loss: 0.5250, train dice: 0.61306
epoch 27, steps 4679, train loss: 0.5250, train dice: 0.61306
```

```
epoch 27, steps 4680, train loss: 0.5250, train dice: 0.61307

...
```

6.5.4 模型测试

当模型训练完成后，我们需要对保存好的模型进行测试（常用的评价指标的定义见 6.2 节）。在测试时，同样需要对图像进行预处理和切块，在预测完成时需要根据切块的位置恢复为原始图像的尺寸。模型测试的代码如清单 6-14 所示。

清单 6-14　模型测试

```python
def save_img(img_np, save_path):
    img_itk = sitk.GetImageFromArray(img_np)
    sitk.WriteImage(img_itk, save_path)

def recover_img(patch_preds, pos_list, strides, ori_shape):
    sd, sh, sw = strides
    patch_shape = patch_preds[0].shape
    pd, ph, pw = patch_shape
    img = np.zeros(ori_shape)
    for patch, pos in zip(patch_preds, pos_list):
        i, j, k = pos
        img[i*sd: i*sd+pd, j*sh+20: j*sh+20+ph, k*sw+20: k*sw+20+pw] = patch
    return img

def predict(model_path, patch_list, input_size, first_channels, n_class):
    input_shape = (1,) + tuple(input_size)
    inputs = tf.placeholder(tf.float32, shape=input_shape)
    model = Unet3d(input_size, first_channels, n_class)
    prediction = model(inputs)
    saver = tf.train.Saver()
    init_op = tf.global_variables_initializer()
    preds = []
    with tf.Session() as sess:
        sess.run(init_op)
        saver.restore(sess, model_path)
        for i in range(len(patch_list)):
            pred = sess.run(prediction,
                            feed_dict={inputs: np.expand_dims(patch_list[i], 0)})
            pred = np.squeeze(np.argmax(pred, -1))
            preds.append(pred)
        return preds
```

```
def test(model_path, img_path, save_dir):
    patch_size = [32, 160, 160, 4]
    n_class = 4
    first_channels = 8
    strides = (16, 32, 32)
    if not os.path.exists(save_dir):
        os.mkdir(save_dir)
    save_path = os.path.join(save_dir, img_path.split('/')[-1])
    img0 = read_img(img_path)
    img1 = preprocess(img0)
    patch_list, pos_list = extract_ordered_overlap_patches(img1, None, patch_size[: 3])
    preds = predict(model_path, patch_list, patch_size, first_channels, n_class)
    pred = recover_img(preds, pos_list, strides, img0.shape[: 3])
    save_img(pred, save_path)
    return img0, pred

model_path = '../save_models/epoch_20_0.6411_model'
img_path = '../data/Task01_BrainTumour/imagesTs/BRATS_485.nii.gz'
save_dir = '../data/Task01_BrainTumour/imagesPre/'
img, pred = test(model_path, img_path, save_dir)
show_imgs([[(img, pred)]])
```

最终的预测结果如图 6-12 所示。可以看到，与肿瘤相关的区域被分割出来了。

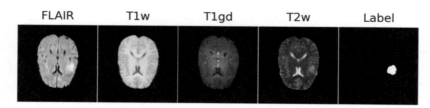

图 6-12　原始 MRI 影像和预测结果

6.6　小结

语义分割在医学图像处理领域有着广泛的应用。在本章中，我们详细讲解了常用的损失函数、经典分割模型以及在医学上常用的评价指标；在实战部分增加了一些常用的小技巧，用于提升模型效果。在实战部分，我们选择 MRI 影像的公开数据集，对 4 种不同序列配准的 MRI 影像进行拼接后加以使用；网络结构采用 GN 和 ResBlock 模块对 UNet 网络进行了强化改进；训练阶段学习率采用了指数衰减的策略，优化训练过程；最后将原始 MRI 影像和输出的预测结果对比，以让读者有较为完整的理解。

6.7 参考资料

[1] Ronneberger O, Fischer P, Brox T. U-net: Convolutional networks for biomedical image segmentation[C]. International Conference on Medical image computing and computer-assisted intervention. Springer, Cham, 2015: 234-241.

[2] Zhou Z, Siddiquee M, Tajbakhsh N, et al. UNet++: Redesigning Skip Connections to Exploit Multiscale Features in Image Segmentation[J]. IEEE Transactions on Medical Imaging, 2020, 39(6): 1856-1867.

[3] Huang H, Lin L, Tong R, et al. UNet 3+: A Full-Scale Connected UNet for Medical Image Segmentation[J]. arXiv, 2020.

[4] Kamnitsas K, Ledig C, Newcombe V, et al. Efficient multi-scale 3D CNN with fully connected CRF for accurate brain lesion segmentation[J]. Medical Image Analysis, 2017, 36: 61-78.

[5] Karimi D, Salcudean S E . Reducing the Hausdorff Distance in Medical Image Segmentation with Convolutional Neural Networks[J]. 2019.

第 7 章

关键点检测

7.1 概念与意义

关键点检测是指在图像上定位特定类别的点，其技术应用如图 7-1 所示。该任务多用于人脸识别、姿态估计以及手势识别等领域，已经进入了相对成熟的发展阶段。关键点检测从本质上来说，并非一个独立的任务，而是与特征描述相联系，再将特征与识别、检测相结合。可以说关键点检测是通往高层次视觉的重要基础。传统的关键点检测基于 HOG、SIFT 等手动方法进行特征提取，而随着深度学习技术的发展以及硬件设备的更新换代，基于深度学习的关键点检测逐渐完成了对传统算法的全面超越，并且在实际工程中得到了良好的应用。

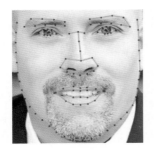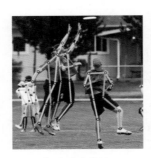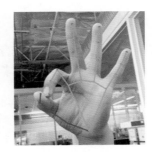

（a）人脸识别　　　　　　　　（b）姿态估计　　　　　　　　（c）手势识别

图 7-1　关键点检测技术应用

在医学图像领域，关键点检测技术的应用相对于分类、语义分割以及目标检测而言相对局限。但在某些特定场景下，例如图像层厚较大导致血管在空间上连贯性较差的情况，我们可以通过关键点检测技术定位血管点。

接下来，我们将基于深度学习技术，介绍常见的关键点检测模型及相关细节，并给出一个相对完整的血管关键点检测案例。

7.2　常见的关键点检测模型

基于深度学习的关键点检测技术，根据标签处理的不同可分为两种思路：基于坐标的关键点检测和基于热图的关键点检测。

基于坐标的关键点检测通过骨干网络提取特征，将关键点坐标直接作为网络回归的目标，网络输出即为每个坐标点的直接位置信息。

基于热图的关键点检测将每一类坐标用概率图表示，对图像中的每个像素位置设置概率值，以表示该点属于对应类别关键点的概率，例如距离关键点位置越近的像素点概率越接近 1，距离关键点越远的像素点概率越接近 0，具体可以通过相应的函数（如高斯分布）进行模拟。随后通过网络拟合关键点的概率分布，网络输出即为概率分布图，图中概率最大值所在的位置即为对应类别的关键点位置。

就这两种思路的差别而言，基于坐标的网络从本质上看，需要预测的是每个关键点相对于图像的偏置，而长距离偏置在实际学习过程中是很难回归的，误差较大；同时在训练中的过程，提供的监督信息较少，整个网络的收敛速度较慢。基于热图的网络直接回归出每一类关键点的概率，在一定程度上每个点都提供了监督信息；整个网络结构中特征均以特征图的形式呈现，结构连贯性好，网络能够较快地收敛，同时对每个像素位置进行预测以提高关键点的定位精度。

实践证明，在可视化与最终精度方面，基于热图的关键点检测的效果均优于基于坐标的关键点检测，因此我们将着重介绍几种基于热图的关键点检测模型。

CPM 的全称为 Convolutional Pose Machines，CPM 在 PM（Pose Machines）网络的基础上引入卷积操作，提取图像特征，进行关键点检测。CPM 的网络结构如图 7-2 所示，网络为全卷积网络，包含两个阶段。在第一阶段中，根据图像原始信息，通过 7 个常规卷积层、3 个池化层进行特征提取，其中 P 为关键点个数。在关键点检测过程中，不同类别的关键点之间往往存在一定的依赖关系，因此在第二阶段中，输入包含两部分，第一部分为第一阶段的特征输出，第二部分为原图像的特征提取，随后通过 5 个卷积层进行特征融合和提取。

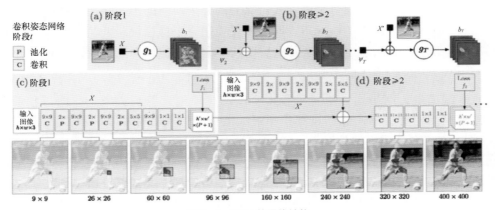

图 7-2　CPM 的网络结构

　　该网络用均方误差作为损失函数，阶段 t 损失函数的计算公式如式（7-1）所示，其中 $b_t^p(z)$ 表示阶段 t 输出的第 p 类的概率图，$b_*^p(z)$ 表示第 p 类的标签概率图。

$$f_t = \sum_{p=1}^{p+1}\sum_{z \in Z}\| b_t^p(z) - b_*^p(z)\|_2^2 \qquad\qquad 式（7-1）$$

　　整个网络的损失函数即为各阶段损失函数之和，如式（7-2）所示。

$$F = \sum_{t=1}^{T} f_t \qquad\qquad 式（7-2）$$

　　Stack Hourglass 网络即堆叠沙漏网络。该网络引入多尺度特征进行关键点检测，其网络结构如图 7-3 所示。该网络首先利用一个下采样模块将图像分辨率降低，随后重复堆叠多个沙漏模块，并且引入中间监督模块，使得各个沙漏模块的输出均参与最终的损失计算，最后利用激活函数将最后一个沙漏模块的输出结果转换为类别的概率值，生成关键点热力图。

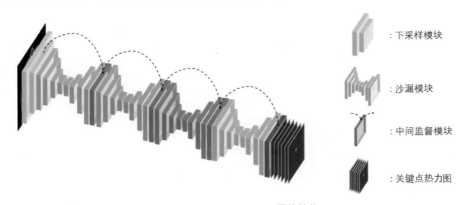

图 7-3　Stack Hourglass 网络结构

（1）下采样模块。鉴于原分辨率输入对算力的要求，考虑到实际训练和预测时的时间与设备成本，在不影响精度的情况下，网络首先使用下采样模块降低输入图像分辨率。该模块通过一个步长 Stride 为 2 的 7×7 卷积层以及一个 2×2 的最大池化层，将输入图像的高（H）和宽（W）均变为原来的 1/4。

（2）沙漏模块。网络通过重复堆叠多个沙漏模块进行特征提取。如图 7-4 所示，该模块的结构呈现对称分布，先通过卷积和最大池化将输入特征从高分辨率降至低分辨率（Bottom-Up），在每次最大池化时，网络产生分支并通过卷积进行进一步的特征提取；当特征达到最低分辨率时，通过最邻近插值进行上采样，在每次上采样后与之前对应分辨率引出的网络分支相加（Element-Wise），直至达到原有分辨率，完成低分辨率到高分辨率的还原（Top-Down）。图 7-4 中每个方块结构均由图 7-5 所示的残差块组成，其内部主要由 1×1 卷积层、3×3 卷积层、BN（Batch Normalization）层、修正线性单元（Rectified Linear Unit，ReLU）组成，其中 1×1 卷积层和 3×3 卷积层构成瓶颈结构（Bottleneck），同时将输入与输出直接相连，以避免网络退化问题。

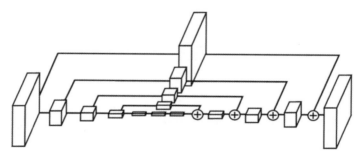

图 7-4　沙漏模块的结构

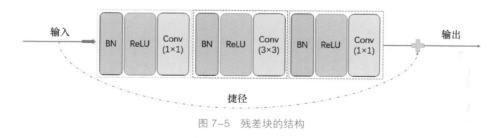

图 7-5　残差块的结构

（3）中间监督模块。为提升网络的特征提取能力并整合全局与局部信息，我们可以在每个沙漏模块后加入中间监督模块，使每个沙漏模块的输出均不同程度地参与损失计算。如图 7-6 所示，蓝色方块代表的特征图同样会参与最终的损失计算。

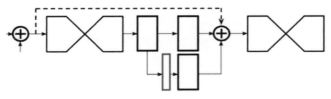

图 7-6 中间监督模块

该网络同样使用均方误差作为损失函数。

HRNet 即高分辨率网络。与上述的两种方法通过从低分辨率特征表征中恢复高分辨率特征表征不同，HRNet 在整个结构过程中维持了输入的高分辨率特征表征。如图 7-7 所示，从以高分辨率子网作为第一阶段开始，逐步增加高分辨率到低分辨率的子网，形成更多的阶段，并将多分辨率子网并行连接。在整个过程中，通过在并行的多分辨率子网络上反复交换信息来进行多尺度的重复融合，并通过网络输出的高分辨率表示来估计关键点。

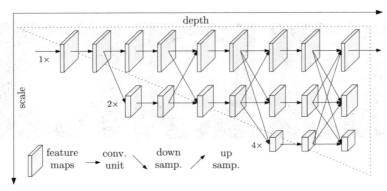

图 7-7 HRNet 的网络结构

与之前串行连接的方法不同，HRNet 通过并行连接由高分辨率到低分辨率的子网，一方面保持高分辨率的特征，使得网络预测的热力图在空间表达上更精确；另一方面通过重复的多尺度融合，利用相同深度和相似级别的低分辨率表示来提升高分辨率特征的表达能力。

该网络仍然使用均方误差作为损失函数。

7.3　实战：血管关键点检测

在本节中，我们通过实战案例讲解关键点检测技术在医学领域的实际应用。如清单 7-1 所示，首先导入相关的第三方库。

清单 7-1　导入相关的第三方库

```
import os
import sys
import random
import time
import copy
import SimpleITK as sitk
import numpy as np
import Tensorflow as tf
from skimage import transform
from Tensorflow.keras.layers import Conv2D, BatchNormalization, ReLU, MaxPool2D
```

在医学领域中，动静脉点的正确选取是整个 CT 灌注（CTP）结果分析的基础。但 CTP 数据往往层厚较大，利用分割模型抽取血管难度的较高，而且不同设备型号的数据维度往往不同，因此我们采用基于 2D 的 Stack Hourglass 网络进行 5 类动静脉点检测。动静脉点标注情况如图 7-8 所示。

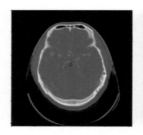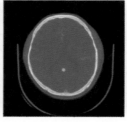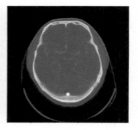

图 7-8　动静脉点标注情况

与常规医疗数据不同，CTP 数据包含时序信息，其数据维度为 $(T, D, 512, 512)$。在预处理阶段，我们先将第一维时序信息进行压缩，将其数据维度变为 $(D, 512, 512)$；随后取 D 维度上的 2D 切片，对每个切片进行 HU 直方图统计，自适应性地进行阈值筛选，简化图像输入，如图 7-9 所示。

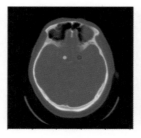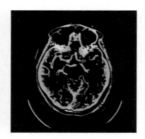

（a）原数据　　　　（b）阈值筛选后的数据

图 7-9　阈值筛选

通过统计不同关键点在二维平面上的坐标分布（见图 7-10），我们就可以得到图像的感兴趣区域。接着，将 512×512 的 2D 切片剪切为 256×256 的尺寸，数据预处理结果如图 7-11 所示。该尺寸的图像仍能够包含动静脉点区域，同时可减小网络输入，加快模型训练，提升精度。数据预处理阶段的代码如清单 7-2 所示。

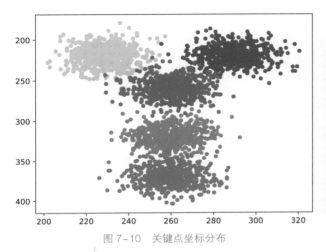

图 7-10　关键点坐标分布

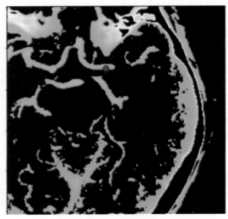

图 7-11　数据预处理结果

清单 7-2　数据预处理阶段

```python
def data_preprocess(img_dir):
    img_arr = sitk.GetImageFromArray(sitk.ReadImage(img_dir))
    img_shape = img_arr.shape
    img_mip = np.sum(img_arr, axis=0)
    img_tmp = copy.deepcopy(img_mip)
    img_process = np.zeros([img_shape[3], img_shape[2], img_shape[1]])
    for q in range(img_mip.shape[0]):
        thre = 0
        tmp = img_tmp / img_arr.shape[0]
        tmp = tmp.flatten()
        tmp = np.delete(tmp, np.where(tmp == 0))
        hist, bins = np.histogram(tmp, 1000)
        if bins[-1] < 1000:
            thre = 1000
        else:
            l = np.min(np.where(bins >= 1000))
            l = int(np.clip(l, 0, len(hist) - 1))
            tail_max_frequency = np.max(hist[l: ])
            pos = np.where(hist == tail_max_frequency)[0][0] + 3
            offset_pos = int(np.clip(pos, 0, np.size(bins) - 1))
            thre = bins[offset_pos]
```

```
        img_mip_tmp = img_mip / img_shape[0]
        img_mip_tmp[img_mip_tmp > 1800] = 0
        img_mip_tmp[img_mip_tmp < thre] = 0
        img_mip_tmp = img_mip_tmp / np.max(img_mip_tmp)
        img_process[: , : , q] = img_mip_tmp
    img_process = img_process[137: 137 + 256, 179: 179 + 256, : ]
    return img_process
```

同时，为使不同 CT 值范围的信息得到有效使用，输入网络前将图像进行归一化，并取相邻 3 层进行通道拼接，弥补 2D 网络在 D 维度上特征提取能力的缺失。针对三通道的输入数据，以中间通道的标注标签为准，将 5 个关键点的二维坐标信息以长度为 10 的一维向量的形式储存，注意，若当前层没有出现第 n 类关键点，则 $x_n=-1$, $y_n=-1$。

$$Label = [x_1, y_1, x_2, y_2, x_3, y_3, x_4, y_4, x_5, y_5]$$

准备好的数据如图 7-12 所示。其中，train_data_file 文件中存有标注信息，包括对应的数据文件名以及关键点坐标信息，如图 7-13 所示。其余的 .npy 文件存储的是三通道输入数据。

train_data_file
Siemese_8000434520_5.npy
Siemese_8000434520_35.npy
Siemese_8000434520_15.npy
Siemese_8000434520_11.npy
Siemese_8000434874_31.npy
Siemese_8000434874_17.npy
Siemese_8000434874_12.npy
Siemese_8000435145_9.npy
Siemese_8000435145_35.npy
Siemese_8000435145_20.npy
Siemese_8000435145_14.npy
Siemese_8000436548_34.npy

```
GE_2019022000028_10.npy -1 -1 -1 -1 192 172 -1 -1 -1 -1 -1 -1
GE_2019022000028_27.npy -1 -1 -1 -1 -1 -1 189 257 -1 -1 -1 -1
GE_2019022000028_17.npy -1 -1 -1 -1 -1 -1 -1 -1 191 271 -1 -1
GE_2019022000028_11.npy -1 -1 -1 -1 -1 -1 -1 -1 -1 -1 185 317
GE_2019022000111_11.npy 219 165 170 167 -1 -1 -1 -1 -1 -1 -1 -1
```

图 7-12   准备好的数据   图 7-13   标注存储方式

在实际训练过程中，我们可以通过构建 generator 进行数据的读取、增强、混洗等操作。generator 的代码如清单 7-3 所示。

清单 7-3   generator 的代码

```
def create_train_table(train_data_file):
    train_table = []
    data_dict = {}
    with open(train_data_file, 'r') as input_file:
        for line in input_file:
            line = line.strip().split(' ')
```

```
            name = line[0]
            joints = list(map(int, line[1: ]))
            for k in range(len(joints)):
                if joints[k] != -1:
                    joints[k] //= 4# 与热力图尺寸相匹配
            joints = np.reshape(joints, (-1, 2))# 两列，每列代表一个点
            data_dict[name] = {'joints': joints}
            train_table.append(name)
        return train_table, data_dict


def open_img(img_dir, name):
    return np.load(img_dir + '/' + name)


def makeGaussian(height, width, sigma=3, center=None):
    '''
    生成高斯热力图
    Args：
    height、width：热力图的图像高和宽
    sigma：高斯分布超参数
    center：高斯分布中心坐标
    '''
    x = np.arange(0, width, 1, float)
    y = np.arange(0, height, 1, float)[: , np.newaxis]
    if center:
        x0 = center[0]
        y0 = center[1]
    else:
        x0 = width // 2
        y0 = height // 2
    return np.exp(-4 * np.log(2) * ((x - x0) ** 2 + (y - y0) ** 2) / sigma ** 2)


def generate_hm(height, width, joints):
    '''
    根据关键点列表生成高斯热力图
    Args：
    height、width：热力图的图像高和宽
    joints：关键点坐标列表
    '''
    joints = np.array(joints)
    num_joints = joints.shape[0]
    hm = np.zeros((height, width, num_joints), dtype=np.float32)
    for i in range(num_joints):
        if not (np.array_equal(joints[i], [-1, -1])):
            hm[: , : , i] = makeGaussian(height, width, center=(joints[i, 0], joints[i, 1]))
        else:
```

```
            hm[: , : , i] = np.zeros((height, width))
    return hm

def augment(img, hm, max_rotation=30):
    if random.choice([0, 1]):
        r_angle = np.random.randint(-1 * max_rotation, max_rotation)
        img = transform.rotate(img, r_angle, preserve_range=True)
        hm = transform.rotate(hm, r_angle)
    return img, hm

def aux_generator(img_size, inchannel, hm_size, joints_list, data_dir, train_set,
                  data_dict, batch_size=16, stacks=4, sample_set='train'):
    while True:
        train_img = np.zeros((batch_size, img_size, img_size, inchannel), dtype=np.float32)
        train_gtmap = np.zeros((batch_size, stacks, hm_size, hm_size, len(joints_
                        list)), np.float32)
        i = 0
        while i < batch_size:
            try:
                joints = data_dict[name]['joints']
                img = open_img(data_dir, name)
                hm = generate_hm(hm_size, hm_size, joints)
                if sample_set == 'train':
                    img, hm = augment(img, hm)
                hm = np.expand_dims(hm, axis=0)
                img = img.reshape([1, img_size, img_size, inchannel])
                hm = np.repeat(hm, stacks, axis=0)
                train_img[i] = img.astype(np.float32)
                train_gtmap[i] = hm
                i += 1
            except:
                print('error_file: ', name)
            yield train_img, train_gtmap
```

完成构建数据 generator 之后，下一步操作是基于 Stack Hourglass 网络搭建网络模型
Hourglass Model，具体代码如清单 7-4 所示。

清单 7-4　HourglassModel 的构建

```
def conv_res_relu(inputs, filters, kernel_size=1, strides=1, pad='same', num_layers=1):
    if num_layers == 1:
        x = Conv2D(filters,kernel_size,strides=strides,padding=pad)(inputs)
        x = BatchNormalization()(x)
        x = ReLU()(x)
        return x
```

```python
    x0 = Conv2D(filters, 1, strides=strides, padding=pad)(inputs)
    x0 = BatchNormalization()(x0)
    x0 = ReLU()(x0)
    for i in range(num_layers):
        x = Conv2D(filters, kernel_size, strides=strides, padding=pad)(x)
        x = ReLU()(x)
    return x + x0

def hourglass(x, n, numout):
    up_1 = conv_res_relu(x, numout, kernel_size=3, strides=1,num_layers=3)
    low_ = MaxPool2D()(x)
    low_1 = conv_res_relu(low_,numout,kernel_size=3,num_layers=3)
    if n>0:
        low_2 = hourglass(low_1, n-1, numout)
    else:
        low_2 = conv_res_relu(low_1,numout,kernel_size=3,num_layers=3)
    low_3 =conv_res_relu(low_2,numout,kernel_size=3,num_layers=3)
    up_2 = tf.image.resize_nearest_neighbor(low_3,tf.shape(low_3)[1: 3]*2)
    return tf.add_n([up_2, up_1])

def hourglass_model(inputs, outDim):
    x = conv_res_relu(inputs, 128, kernel_size=6, strides=2, num_layers=1)
    x = conv_res_relu(x, 128, kernel_size=3, strides=1, num_layers=3)
    x = MaxPool2D()(x)
    x = conv_res_relu(x, 128, kernel_size=3, strides=1, num_layers=3)
    x = conv_res_relu(x, 256, kernel_size=3, strides=1, num_layers=3)
    hg = [None] * 4
    ll = [None] * 4
    ll_ = [None] * 4
    drop = [None] * 4
    out = [None] * 4
    out_ = [None] * 4
    sum_ = [None] * 4
    with tf.name_scope('stack'):
        with tf.name_scope('stage_0'):
            hg[0] = hourglass(x, 4, 256)
            ll[0] = conv_res_relu(hg[0], 256, 1, 1)
            ll_[0] = Conv2D(filters=256, kernel_size=1, strides=1, padding='same')(ll[0])
            out[0] = Conv2D(filters=outDim, kernel_size=1, strides=1, padding='same')(ll[0])
            out_[0] = Conv2D(filters=256, kernel_size=1, strides=1, padding='same')(out[0])
            sum_[0] = tf.add_n([out_[0], x, ll_[0]])

        for i in range(1, 3):
            with tf.name_scope('stage_' + str(i)):
                hg[i] = hourglass(sum_[i-1], 4, 256)
```

```
            ll[i] = conv_res_relu(hg[i], 256, 1, 1)
            ll_[i] = Conv2D(filters=256, kernel_size=1, strides=1, padding='same')(ll[i])
            out[i] = Conv2D(filters=outDim, kernel_size=1, strides=1, padding='same')(ll[i])
            out_[i] = Conv2D(filters=256, kernel_size=1, strides=1, padding='same')(out[i])
            sum_[i] = tf.add_n([out_[i], sum_[i-1], ll_[0]])

    with tf.name_scope('stage_3'):
        hg[3] = hourglass(sum_[2], 4, 256)
        ll[3] = conv_res_relu(hg[3],256,1,1)
        out[3] = Conv2D(filters=outDim, kernel_size=1, strides=1)(ll[3])
        return tf.stack(out, axis=1, name='final_output')
```

至此，整体网络结构已经搭建完毕。接下来，我们需要进行相关超参数的配置，随后进行简单的调用即可开始网络模型训练。参数配置以及程序调用的代码如清单 7-5 所示。

清单 7-5　参数配置及程序调用

```
if __name__=='__main__':
    params = {
        'training_txt_file' : './train/density_image',
        'img_directory' : './train',
        'img_size' : 256,
        'hm_size' : 64,
        'num_joints' : 6,
        'joint_list' : ['1','2','3','4','5','6'],
        'inchannel' : 3,
        'name' : 'hourglass_demo',
        'nLow' : 4,
        'batch_size' : 8,
        'nEpochs' : 200,
        'epoch_size' : 1000,
        'learning_rate' : 0.0001,
        'learning_rate_decay' : 0.96,
        'decay_step' : 200,
        'saver_directory' : './model/hourglass_demo/',
        'modeltoload' : ''
    }

    if os.path.isdir(params['saver_directory']):
        pass
    else:
        os.makedirs(params['saver_directory'])

    trainset, data_dict = create_train_table(params['training_txt_file'])
    train_img = tf.placeholder(dtype=tf.float32, shape=(None, params['img_size'],
                        params['img_size'], params['inchannel']), name='train_img')
```

```python
        train_label = tf.placeholder(dtype=tf.float32, shape=(None, 4, params['hm_size'],
                            params['hm_size'], params['num_joints']), name='train_label')
    output = hourglass_model(train_img, params['num_joints'])
    loss = tf.reduce_mean(tf.nn.sigmoid_cross_entropy_with_logits(logits=output,
                        labels=train_label), name = 'cross_entropy_loss')
    train_step = tf.Variable(0, name = 'global_step', trainable = False)
    lr = tf.train.exponential_decay(params['learning_rate'], train_step, params['decay_step'],
params['learning_rate_decay'], staircase=True, name ='learning_rate')
    rmsprop = tf.train.RMSPropOptimizer(learning_rate=lr)
    train_rmsprop = rmsprop.minimize(loss, train_step)
    init = tf.global_variables_initializer()

    with tf.Session() as sess:
        sess.run(init)
        if params['modeltoload']:
            tf.train.Saver.restore(sess, params['modeltoload'])
            print('Model Loaded !')
        train_generator = aux_generator(params['img_size'], params['inchannel'],
        params['hm_size'], params['joint_list'],params['img_directory'], train_set=trainset,
        data_dict=data_dict,batch_size=params['batch_size'],stacks=4,sample_set='train')
        for epoch in range(params['nEpochs']):
            epochstartTime = time.time()
            avg_cost = 0
            cost = 0
            print('Epoch : ' + str(epoch) + '/' + str(params['nEpochs']) + '\n')
            for i in range(params['epoch_size']):
                percent = ((i + 1) / params['epoch_size']) * 100
                num = np.int(20 * percent / 100)
                tToEpoch = int((time.time() - epochstartTime) * (100 - percent) / (percent))
                sys.stdout.write('\r Train: {0} >'.format('='*num) + \
                            '{0} >'.format(' '*(20 - num)) + ' | | ' + str(percent)
                            [: 4] + ' % ' + ' -cost: ' + str(cost)[: 6] +
' -avg_loss: ' + str(avg_cost)[: 5] + ' -timeToEnd: ' + str(tToEpoch) + 'sec.')
                sys.stdout.flush()
                img_train, gt_train = next(train_generator)
                _, train_cur_cost = sess.run([train_rmsprop, loss],
                                    feed_dict={train_img: img_train,
                                    train_label: gt_train})
                cost += train_cur_cost
                avg_cost += train_cur_cost / params['epoch_size']
                epochfinishTime = time.time()
            print('Epoch '+str(epoch) +' / ' + str(params['nEpochs']) +' done in ' \+
str(int(epochfinishTime - epochstartTime)) + ' sec.' +' -avg_time / batch: ' + str(((
epochfinishTime - epochstartTime) / params['epoch_size']))[: 4] +' sec.')
```

```
                    tf.train.Saver().save(sess, os.path.join(params['saver_directory']+
                                    'hourglass_' + str(epoch+1)))
            print('Training Done !')
```

7.4　小结

在本章中，我们主要介绍了关键点检测技术的概念与意义，以及常见的关键点检测模型；接着从实际工程出发，基于 Python 语言，使用 TensorFlow 框架搭建 Stack Hourglass 模型进行血管关键点检测，并对相关代码与结果进行可视化。

7.5　参考资料

[1] Newell A, Yang K, Jia D. Stacked Hourglass Networks for Human Pose Estimation[J]. Springer International Publishing, 2016.

[2] Wei S E, Ramakrishna V, Kanade T, et al. Convolutional Pose Machines[J]. IEEE, 2016.

[3] Sun K, Xiao B, Liu D, et al. Deep High-Resolution Representation Learning for Human Pose Estimation[J]. arXiv e-prints, 2019.

第 8 章

医学图像配准

图像配准是图像处理工作中的重要内容之一，是一种对采自不同设备、处于不同状态或不同时间的两幅或多幅图像进行空间匹配的方法。

医学图像配准是医学图像分析的重要组成部分，具有重要的理论研究和临床应用价值。其内容主要是将不同扫描设备、不同扫描参数、不同模态（扫描序列）或不同扫描姿态的影像进行空间对齐，即对一幅医学图像求解一个（或一组）空间变换，使其与另一幅医学图像上的对应点一一对齐。该技术在神经科学研究中尤为重要，常用于辅助诊断、手术规划和疾病进展监测等方面。

在本章中，我们将围绕医学图像配准的原理展开详细阐述，并结合实例对深度学习图像配准方法进行讲解。

8.1 基础知识

图像配准算法的目的是求得使图像空间位置一致的空间变换。给定两幅图像 A 和 B，其中图像 A 中任意点坐标 (x_A, y_A, z_A) 在图像 B 中有唯一坐标 (x_B, y_B, z_B) 与之对应，二者在不同空间中表示相同的位置。图像配准算法就是要求得变换 T，使得图像 A、B 间的变换符合式（8-1）。

$$(x_B, y_B, z_B) = T(x_A, y_A, z_A) \qquad \text{式（8-1）}$$

此时我们将图像 A 称为浮动图，将图像 B 称为固定图。

医学图像配准的基本框架主要包含如下 5 个部分：特征空间、搜索空间、相似性度量、搜索策略和质量评价。

8.1.1　特征空间

特征空间是指从医疗图像中抽取的可用于配准的特征的集合，将分别从固定图和浮动图抽取相同的特征用于图像的配准。常见的特征大致可分为两大类：灰度特征和提取特征。

1. 灰度特征

基于灰度特征的医学图像配准方法中，特征空间为医学图像的灰度值，即图像本身的灰度信息。该方法一般不对图像进行复杂的预处理，主要利用图像的灰度统计信息来度量图像的相似程度。

2. 提取特征

基于提取特征的医学图像配准方法中，特征空间为从图像中提取的特征的一种或多种组合，如点、线、区域、边缘、不变矩等。该方法需要经过一定的图像处理方法得到所需的特征，常见的特征提取方法有角点检测、霍夫圆检测、区域分割、边缘检测、Hu 式矩等。

8.1.2　搜索空间

搜索空间通常是指从中可以找到最优变换以对齐图像的变换形式和变换操作的集合。

在图像配准中，变换就是将浮动图中点的位置映射到固定图中的新位置。用于配准两幅图像的变换形式可分成全局变换和局部变换。全局变换指映射整个浮动图时使用同一个函数表达，也就是说，浮动图中的所有点都使用相同的函数映射到固定图。局部变换可能在不同的空间位置产生不同的映射函数，即浮动图中的不同点可能使用不同的函数映射到固定图，最极端的情况就是浮动图中的每一个点都采取不同的函数进行映射，这种方式又称为位移场变换。

图像的变换操作可以分为线性空间变换与非线性空间变换，对应于刚性配准方法与柔性配准方法。线性空间变换包括平移、旋转、缩放、刚体变换和仿射变换等。非线性空间变换一般多使用多项式函数，例如二次函数、样条函数等。

1. 线性空间变换

对于线性空间变换，变换函数 T 要满足式（8-2）和式（8-3）的要求。

$$T(x_A + x_B) = T(x_A) + T(x_B) \qquad \text{式（8-2）}$$

$$cT(x) = T(cx) \qquad \text{式（8-3）}$$

其中，T 为变换函数，x_A、x_B 和 x 为空间坐标。

注意，数学上的线性变换不包括平移变换。在这里我们为了将空间变换与配准方法对应，在线性变换中加入了平移变换，严格来讲，加入平移变换后的线性变换属于仿射变换。对于仿射变换，变换函数 T 要满足 $T(x)-T(o)$ 为线性的条件。

在医学图像配准中，我们可以把线性变换理解成输入一幅图像，通过缩放、旋转和平移的一个或一组变换，最终输出另一幅图像的特殊函数。

根据式（8-1），配准算法通过变换 T 完成了两幅图像空间之间的变换。具体到线性变换，我们可以将变换过程用矩阵乘法表示，如式（8-4）所示。

$$\begin{pmatrix} x_B \\ y_B \\ 1 \end{pmatrix} = \boldsymbol{T} \begin{pmatrix} x_A \\ y_A \\ 1 \end{pmatrix} \qquad \text{式（8-4）}$$

其中，$\boldsymbol{T}$ 为一个 3×3 的矩阵，用以表示包括平移变换在内的线性变换。具体到线性变换中的每个操作，我们可以将 $\boldsymbol{T}$ 做不同的表示。

下面我们将详细介绍常见的几种线性变换形式。我们以图 8-1 所示的原始图像为例，介绍不同的线性变换。

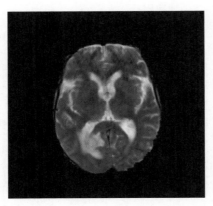

图 8-1 原始图像

平移变换如式（8-5）所示，变换结果如图 8-2 所示。

$$\boldsymbol{T} = \begin{pmatrix} 1 & 0 & \Delta x \\ 0 & 1 & \Delta y \\ 0 & 0 & 1 \end{pmatrix} \qquad \text{式（8-5）}$$

其中，Δx 和 Δy 分别表示在 x 轴和 y 轴上的偏移量。

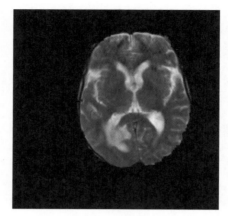

图 8-2   平移 (20, −20) 后的图像

旋转变换如式（8-6）所示，变换结果如图 8-3 所示。

$$T = \begin{pmatrix} \cos(\theta) & -\sin(\theta) & 0 \\ \sin(\theta) & \cos(\theta) & 0 \\ 0 & 0 & 1 \end{pmatrix}$$ 式（8-6）

其中，θ 为逆时针的旋转角度，对于图像的旋转操作一般绕中心点进行。

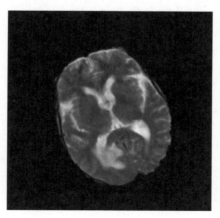

图 8-3   逆时针旋转 20° 后的图像

进一步地，平移和旋转的组合称为刚体变换或者欧氏变换。刚体变换使浮动图中任意两点间的距离变换到固定图后仍然保持不变。

缩放变换如式（8-7）所示，变换结果如图 8-4 所示。

$$T = \begin{pmatrix} S_x & 0 & 0 \\ 0 & S_y & 0 \\ 0 & 0 & 1 \end{pmatrix}$$
式（8-7）

其中，S_x 和 S_y 分别表示各轴位上的缩放比例。如果每个坐标轴的缩放比例相同，则称其为各向同性的缩放；否则，称其为非各向同性的缩放。

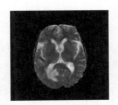

图 8-4　缩小 50% 的图像

进一步地，刚体变换和各向同性缩放的组合称为相似变换。

除此之外，还有错切变换，如式（8-8）所示，其变换结果如图 8-5 所示。

$$T = \begin{pmatrix} 1 & sh_y & 0 \\ sh_x & 1 & 0 \\ 0 & 0 & 1 \end{pmatrix}$$
式（8-8）

其中，sh_x 和 sh_y 分别为各轴位上的错切系数。

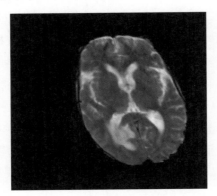

图 8-5　y 轴错切系数为 0.2 的图像

上述变换的组合称为仿射变换，仿射变换使一幅图像中的直线经过变换后仍保持为直线，并且平行线仍保持平行。在实际图像配准过程中，其变换矩阵 **T** 是这些矩阵依次相乘后的结果，且由于医学图像的性质，变换通常发生在三维空间。

2. 非线性空间变换

与线性空间变换类似，非线性空间变换也是把一个向量空间里的向量映射到另一个向量空间的操作。线性空间变换是图像中的所有坐标点做同样的变换，可以用一个 3×3 的变换矩阵表示，而非线性空间变换对于图像中的不同部位或者每个点都有其各自的变换位移。对于大小为 (H_A, W_A) 的图像 A 来说，$\boldsymbol{T}$ 是一个 $H_A \times W_A \times 2$ 的矩阵，其中每个二维向量可以表示为 $(\Delta x, \Delta y)$。图 8-6 所示的是随机非线性空间变换后的图像。

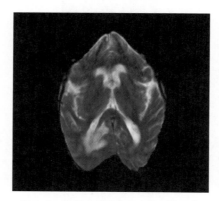

图 8-6　随机非线性空间变换后的图像

8.1.3　相似性度量

在数学上，相似性度量的定义是测量某些信息、图像、数据或者形状相似程度的函数。在图像配准领域，相似性度量主要用于评价两幅医学图像之间的相似性。一般情况下，当相似性度量的值达到最大时，浮动图与固定图的配准效果最好。常用的图像相似性度量包括平均绝对误差、均方误差、相关系数、归一化互相关、互信息等。

平均绝对误差（Mean Absolute Error，MAE）计算配准结果和固定图对应位置的强度的绝对差值，仅适用于具有相等强度分布的两幅图像配准的情况，即相同模态的图像数据。平均绝对误差的计算公式如式（8-9）所示。其中，A_i 和 B_i 分别表示固定图像和配准结果的灰度取值。

$$MAE(A, B) = \frac{1}{n}\sum_{i=1}^{n}|(A_i - B_i)| \qquad\qquad 式（8-9）$$

均方误差（Mean Squared Error，MSE）可以计算出配准结果和固定图对应位置的强度差值的平方，与平均绝对误差有相同的适用性。均方误差的计算公式如式（8-10）所示。

$$MSE(A,B) = \frac{1}{n}\sum_{i=1}^{n}(A_i - B_i)^2 \qquad 式（8-10）$$

相关系数（Correlation Coefficient，CC）可以计算出配准结果和固定图的相似程度。如果两幅图像完全相同，则相关系数等于 1；如果两幅图像完全不相关，则相关系数等于 0。若相关系数等于 −1，则表明两幅图像完全反相关。相关系数的计算公式如式（8-11）所示。

$$CC(A,B) = \frac{\sum_i (A_i - \overline{A})(B_i - \overline{B})}{\sqrt{\sum_i (A_i - \overline{A})^2 \sum_i (B_i - \overline{B})^2}} \qquad 式（8-11）$$

归一化互相关（Normalized Cross Correlation，NCC）的计算公式如式（8-12）所示。

$$NCC(A,B) = \frac{\mathrm{Cov}(A,B)}{\sqrt{D(A)}\sqrt{D(B)}} \qquad 式（8-12）$$

其中，$\mathrm{Cov}(A,B)$ 表示 A 和 B 的协方差，$D(A)$ 和 $D(B)$ 分别表示 A 和 B 的方差。具体到图像配准中，对于浮动图 A 和固定图 B，假设两幅图像的大小均为 $H\times W\times D$。对于图像 A 和 B 来说，其协方差的计算公式如式（8-13）所示。

$$\mathrm{Cov}(A,B) = \frac{1}{H\times W\times D}\sum_{H\times W\times D}(A - \overline{A})(B - \overline{B}) \qquad 式（8-13）$$

其中，$\overline{A}$ 和 $\overline{B}$ 分别表示浮动图 A 和固定图 B 的灰度均值，方差的计算方式如式（8-14）所示。

$$D(A) = \frac{1}{H\times W\times D}\sum_{H\times W\times D}(A - \overline{A})^2 \qquad 式（8-14）$$

式（8-14）为浮动图 A 的方差计算方式，固定图 B 的方差 $D(B)$ 可以此类推。

互信息以熵的概念为基础。在信息论中，熵用来表示消息所包含的信息量与消息所表达的事件发生的概率或不确定性。消息中所表达的事物发生的概率越小，其包含的信息量就越大，反之其包含的信息量就越小。设某事件 E_n 发生的概率为 P_n，其包含的信息量如式（8-15）所示。

$$H(E_n) = -\log_2 P_n \qquad 式（8-15）$$

式（8-16）可用于描述一个事件集合 E 的平均信息量。

$$H(E) = -\sum_{i=1}^{N} P_i \log_2 P_i$$ 式（8-16）

若 $E=E_1, E_2, \cdots, E_n$，其发生概率为 $P_1, P_2, \cdots, P_n$，此时 $H(E)$ 被称为香农信息熵。

对于两个随机变量之间的相关性，则要使用联合熵来衡量，对于随机变量 X、Y 来说，若其联合概率分布为 $P(x,y)$，则两个随机变量之间的联合熵如式（8-17）所示。

$$H(X,Y) = -\sum P(x,y) \log_2 P(x,y)$$ 式（8-17）

这两个变量越相关，$H(X,Y)$ 的值越小。

互信息就是使用香农熵与联合熵表示两个随机变量相关程度，如式（8-18）所示。

$$MI(X,Y) = H(X) + H(Y) - H(X,Y)$$ 式（8-18）

通过引入条件熵的概念，$H(Y \mid X) = H(X,Y) - H(X)$，可以将式（8-18）进一步表示为式（8-19）。

$$MI(X,Y) = H(Y) - H(Y \mid X) = \sum P(x,y) \log_2 \frac{P(x,y)}{P(x)P(y)}$$ 式（8-19）

将互信息应用在图像领域，对于浮动图 A 和固定图 B，首先计算其联合概率分布 $P_{A,B}$ 和边缘概率分布 $P_A = \sum_B P_{A,B}$、$P_B = \sum_A P_{A,B}$，最后直接计算互信息。计算图像概率分布的方法有很多，有最大似然估计、贝叶斯估计和 K 近邻法等。

一般情况下，虽然不同医学图像序列中同一目标的灰度值不同，但是图像中同一个目标对应的体素之间是存在统计相关性的。因此，可以利用互信息量化相同目标、不同序列的医学图像之间的统计相关性。

8.1.4　搜索策略

搜索策略本质上就是参数优化算法，即在定义的搜索空间中寻找和优化配准的参数。图像配准是一个多参数问题，如何在找到局部极值点的情况下找到一个最优的空间变换参数，这是图像配准的关键。搜索策略以相似性度量来评价方法的优劣，例如基于互信息的图像配准方法，就是将互信息作为相似性度量，作为搜索策略步骤中参考的依据。常用的搜索策略包括鲍威尔（Powell）算法、遗传算法和蚁群算法等。在本节中，我们主要以 Powell 算法为例，介绍搜索策略在图像配准过程的具体应用。

Powell 算法是一种优化算法，计算简单、收敛速度快、不依赖导数、可靠性良好。以二维图像的配准为例，待优化参数主要包括水平 Δx、垂直 Δy 和旋转角度 $\Delta \theta$。对于 Powell 算法，就是求解使得互信息 MI 值达到最大的一组参数。其优化思路是在线性无关的若干方向上搜索参数，每搜索一次就求互信息并比较大小，然后再构造新的搜索方向，替换上一轮中数值下降最快的那次迭代，继续进行参数搜索，直到小于给定的允许误差。

Powell 算法描述如下：

（1）预先给定允许误差 $\varepsilon \in \mathbb{R}$ 且 $\varepsilon > 0$、初始点 $x^{(0)}$ 和 n 个线性无关的方向 $d^{(1,1)}, d^{(1,2)}, \cdots, d^{(1,n)}$；

（2）令 $x^{(k,0)} = x^{(k-1)}$，以 $x^{(k,0)}$ 为起点，依次沿 n 个不同方向 $d^{(1,1)}, d^{(1,2)}, \cdots, d^{(1,n)}$ 进行一维搜索，得到 n 个点 $x^{(k,1)}, x^{(k,2)}, \cdots, x^{(k,n)}$。然后从 $x^{(k,n)}$ 开始，沿着方向 $d^{(k,n+1)} = x^{(k,n)} - x^{(k,0)}$ 进行一维搜索，得到点 $x^{(k)}$；

（3）如果 $\| x^{(k)} - x^{(k-1)} \| < \varepsilon$，则停止搜索，得到点 $x^{(k)}$；否则，令 $d^{(k+1,j)} = d^{(k,j+1)} (j = 1, \cdots, n)$，$k = k + 1$，返回步骤（2）。

8.1.5 质量评价

在不同的业务场景中，对于配准的质量常有不同的要求，在医疗领域更是如此，某些场景关注全局的配准效果，而某些场景更加注重感兴趣区域的配准质量。一些紧急场景对配准速度有严格的要求，而其他一些场景可能对配准的稳定性有较高要求。所以，配准的质量评价没有统一的标准，衡量一种配准算法的好坏，需要进行多方面的考量，并根据真实的业务场景做出适当的选择。

在医学图像配准研究中，准确性作为配准算法的首要目标和衡量标准，是一项不可或缺但非唯一的评价指标。要全面地完成配准的质量评价，你可从如下 6 个方面做出考量。

（1）准确性：配准批量图像的平均准确性，可以采用指定的相似性度量函数或自定义的评价函数计算。

（2）时间复杂度：配准批量图像所需的平均时间，对算法的场景适用性会造成一定的限制。

（3）空间复杂度：配准批量图像所需的平均内存、CPU 算力和 GPU 算力消耗，对配准算法产品化成本会起到一定影响。

（4）鲁棒性：配准算法的稳定性。由于医疗图像的复杂性，不能保证批量数据的每一例都能配准成功，但可通过批量影像配准的成功率和平均准确性进行度量。

（5）迁移性：迁移能力。由于医疗图像多设备、多序列、多参数等特点，配准算法可迁移到其他序列这一功能可以避免频繁开发。

（6）一致性：对配准结果进行感兴趣区域分割，计算配准结果和固定图的区域分割的一致性。

在现实场景中，几乎不可能出现一种在上述几个方面全部表现最优的配准算法，需要结合实际场景需求，在保证配准的准确性可接受的前提下，选择综合最佳的配准算法。

8.2 深度学习图像配准方法

传统医学图像配准算法已经被很多开源平台实现，其中包括 ITK、ANTs、NiftyReg 等常用的图像配准工具库。

ITK（Insight Toolkit）是美国国家卫生院下属的国立医学图书馆开发的一款基于 C++ 实现的医学图像处理软件包，是一个开源的、跨平台的影像分析扩展软件工具。其采用了先进的多模态数据分割配准算法，用于处理图像配准和分割的问题。ANTs（Advanced Normalization Tools）是一个基于 C 语言的医学图像处理软件，采用概率组织分割和基于专家标记数据的机器学习方法，以最大限度地提高多模态图像分割的可靠性和一致性。NiftyReg 是一个用于高效医学图像配准的开源软件，由英国伦敦大学学院医学图像计算中心的成员开发，该算法支持在 CPU 和 GPU 上进行配准优化操作。

尽管传统的图像配准算法已取得很大的成功，但仍存在复杂性较高、计算代价较大等问题。因此，研究人员提出基于数据的图像配准方法，即通过一个深度学习模型去逼近浮动图到固定图的变换。

深度学习图像配准方法的设计思路仍遵循配准基本框架，通过模块替换的思想将传统配准算法转换为深度学习配准算法，思路如下：

（1）特征空间采用基于灰度特征的方法，将未经预处理或简单预处理的固定图和浮动图作为深度学习图像配准模型的输入；

（2）搜索空间由深度学习图像配准模型的输出替代，由模型预测出一个变换矩阵，例如仿射变换矩阵或非线性变换的变形场；

（3）搜索策略由采用梯度下降的深度学习图像配准模型替代；

（4）相似性度量由深度学习图像配准模型的目标函数替代，通过预设的目标函数指导网络参数的优化；

（5）质量评价由深度学习图像配准模型的测试环节替代，实现图像配准效果的评价。

在本节中，我们将深度学习图像配准方法按训练方式分为有监督学习图像配准和无监督学习图像配准。

8.2.1 有监督学习图像配准

在深度学习图像配准中，有监督学习配准是指使用变换矩阵 T_A 作为模型的标签值。在训练过程中，模型的输入为浮动图和固定图，输出为预测变换矩阵 T_A'。一般地，有监督学习图像配准模型的损失函数公式如式（8-20）所示。

$$L_s = L_{\text{sim}}(T_A, T_A') + \lambda L_{\text{reg}}(T_A') \qquad\qquad 式（8-20）$$

其中，L_{sim} 用来衡量预测变换矩阵与实际变换矩阵之间的相似关系，L_{reg} 是施加在预测变换矩阵上的正则项，对预测变换矩阵做一些约束。注意，当 T_A 是 4×4 变换矩阵时，即配准变换方式是线性变换时，$\lambda = 0$。

训练有监督学习图像配准模型需要大量的数据和标签，但图像配准任务不同于图像分割任务，无法通过人工标注的方式获得数据标签。在实际应用环境下，常通过在原始数据上施加某些设计或获得的变换矩阵自动生成所需的数据和标签。常用的配准数据生成方法有如下两种。

1. 随机形变

根据空间变换种类的不同，随机形变生成的方式也有所不同。对于线性空间变换，先使用 8.1 节中提到的多种线性变换的一种或一组，之后随机生成每个矩阵的参数，组合得到最终的随机变换矩阵 T_A。将该随机变换矩阵运用在一幅图像上，此时变换后的图像为固定图，原始图像则为浮动图，随机变换矩阵 T_A 为数据标签。对于非线性空间变换，常使用随机弹性形变的方式得到一个随机形变场，该形变场可使图像的不同部位得到不同程度的扭曲或形变。将该随机形变场运用在一幅图像上，此时变换后的图像为固定图，原始图像则为浮动图，随机形变场为数据标签。

值得注意的是，无论是生成线性空间变换矩阵还是非线性空间变换矩阵，都需要注意生成的固定图是否符合现实世界中的医学图像特点。例如，线性空间变换中的平移变换矩阵参数设置过大可能会导致图像有效内容超出图像边界，变换为一幅无意义的纯黑图像。为了使经过非线性空间变换后的图像与真实图像保持一定的相似性，对弹性形变需要控制一系列参数，避免得到扭曲过度或充满噪点的图像。

2. 配准生成

通过配准工具或传统配准算法对随机成对采样的图像进行配准操作，以此来获取到二者间的变换矩阵 T_A。由于标签来自配准工具或传统配准算法的配准结果，因此用户需要对配准工具或传统配准算法具备较高的掌握能力。此外，最终训练得到的模型的配准效果上限受配准工具或传统配准算法的限制，甚至可能还无法避免地带有一些存在于配准工具或传统配准算法中的问题。

为了让有监督学习图像配准模型可以有更好的泛化能力，我们应广泛收集多种来源的医学图像数据。配准工具或传统配准算法的配准过程花费时间较长，会导致数据标签生成工作需要较大的时间和算力成本。若使用某些不可逆的传统配准算法生成变换矩阵，需要将一对浮动图和固定图调换后再进行一次配准，这样才能得到两图像间相互配准的变换矩阵。

8.2.2　无监督学习图像配准

有监督学习图像配准对数据的依赖性较高，而无监督学习图像配准可以规避配准数据收集难度大的问题，但这二者在配准速度方面都优于传统配准方法。

简单来讲，无监督学习图像配准的基本思想是将配准结果与固定图之间的相似性作为目标函数，因此也可以将之看作传统配准方法的深度学习实现。一般地，无监督学习配准方法的损失如式（8-21）所示。

$$L_u = L_{\text{sim}}(B, T'_{A \circ A}) + \lambda L_{\text{reg}}(T'_A) \qquad \text{式（8-21）}$$

其中，第二项与式（8-20）中的意义相同。$T'_{A \circ A}$ 表示浮动图 A 通过模型预测变换矩阵 T'_A 配准操作后得到的配准结果。L_{sim} 是配准结果与固定图 B 之间的相似性度量。

对于相似性度量，可以使用 8.1 节中提到的均方误差、互信息和互相关等相似性度量方法。归一化互相关应用广泛且实现简单，在 8.3 节的实战中将使用该函数作为深度学习图像配准模型的目标函数。

8.3　实战：深度学习图像配准模型 VoxelMorph

在本节中，我们将实现经典的深度学习图像配准模型 VoxelMorph。VoxelMorph 是一种无监督学习图像配准，不需要准备数据标签。其整体流程如图 8-7 所示，在训练过程中不断学习图像与图像之间的变换，在预测时直接预测浮动图的变换矩阵，在效率上得到了极大的提升。很明显，VoxelMorph 遵循配准基本框架，通过模块替代将传统配准算法替换为深度学习算法，搜索空间使用一个类 UNet 网络实现，由模型输出图像配准的变换矩阵；搜索策略由采用 Aadm 优化器实现，其本质是对梯度下降算法的改进。最后，使用图像归一化互相关作为目标函数，这就要求模型可以端到端地产生配准结果——VoxelMorph 通过将插值算法加入模型来达到该目的。

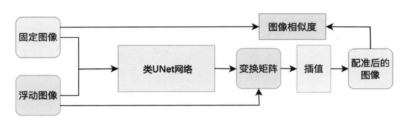

图 8-7　VoxelMorph 整体流程

8.3.1　数据读取

VoxelMorph 使用无监督策略训练，无须准备数据标签。在本节中，我们使用 BraTS 2017 数据集中的 T2 图像——图像尺寸均为 (240, 240, 155)。原始数据集中有 484 例训练用例和 266 例测试用例，我们将其重新划分为训练集 600 例、测试集 150 例，并分别放入训练集和测试集文件夹。

我们先定义 data_generator 函数，用来加载数据，从训练数据集中随机成对采样固定图和浮动图。数据生成器的代码如清单 8-1 所示。

清单 8-1　数据生成器

```
import os
import itertools
from random import choices


import numpy as np
import SimpleITK as sitk
import Tensorflow as tf
from Tensorflow.keras.initializers import RandomNormal
from Tensorflow.keras.layers import (Activation, Conv3D, Input, Lambda,
                                     LeakyReLU, Reshape, UpSampling3D,
                                     concatenate)
```

```python
def data_generator(path, batch_size, epoch_num, batch_per_epoch):
    nii_files = os.listdir(path)
    for _ in range(epoch_num):
        for _ in range(batch_per_epoch):
            src_pth = choices(nii_files, k=batch_size)
            tgt_pth = choices(nii_files, k=batch_size)

            src_data = [sitk.GetArrayFromImage(sitk.ReadImage(s)).T for s in src_pth]
            tgt_data = [sitk.GetArrayFromImage(sitk.ReadImage(t)).T for t in tgt_pth]

            yield np.array(src_data)[..., None], np.array(tgt_data)[..., None]
```

8.3.2   网络结构

在本节中，我们主要介绍模型的各个组件，包括目标函数、插值函数和骨干网络。

1. 目标函数

VoxelMorph 将归一化互相关作为其目标函数，在实际使用中，将两幅图像分割成若干个小块，对每一图像块计算互相关，最终的结果是所有图像块互相关的均值。互相关算法的代码如清单 8-2 所示。

清单 8-2   互相关算法

```python
def CrossCorrelate3D(win=[9, 9, 9]):
    def loss(I, J):
        I2 = I*I
        J2 = J*J
        IJ = I*J

        filt = tf.ones([win[0], win[1], win[2], 1, 1])

        I_sum = tf.nn.conv3d(I, filt, [1, 1, 1, 1, 1], "SAME")
        J_sum = tf.nn.conv3d(J, filt, [1, 1, 1, 1, 1], "SAME")
        I2_sum = tf.nn.conv3d(I2, filt, [1, 1, 1, 1, 1], "SAME")
        J2_sum = tf.nn.conv3d(J2, filt, [1, 1, 1, 1, 1], "SAME")
        IJ_sum = tf.nn.conv3d(IJ, filt, [1, 1, 1, 1, 1], "SAME")

        win_size = win[0]*win[1]*win[2]
        u_I = I_sum/win_size
        u_J = J_sum/win_size
```

```
        cross = IJ_sum - u_J*I_sum - u_I*J_sum + u_I*u_J*win_size
        I_var = I2_sum - 2 * u_I * I_sum + u_I*u_I*win_size
        J_var = J2_sum - 2*u_J*J_sum + u_J*u_J*win_size

        cc = cross*cross / (I_var*J_var+1e-5)

        return -1.0*tf.reduce_mean(cc)

    return loss
```

由式（8-12）可知 NCC 的分子 $Cov(X,Y)$ 可以表示为 $E[(X-E(X))(Y-E(Y))]$，可得到式（8-22）。

$$Cov(X,Y) = E(XY) - E[XE(Y)] - E[YE(X)] + E[E(X)E(Y)] \qquad \text{式（8-22）}$$

清单 8-2 中的 IJ_sum 表示 $E(XY)$，u_J*I_sum 表示 $E[XE(Y)]$，u_I*J_sum 表示 $E[YE(X)]$，u_I*u_J*win_size 表示 $E[E(X)E(Y)]$，因此 cross 为 $Cov(X,Y)$，也就是两幅图像的协方差。

NCC 的分母 $\sqrt{D(X)}\sqrt{D(Y)}$，其中如式（8-23）所示。

$$D(X) = E[(X - E(X))^2] = E(X^2) - 2E[XE(X)] + E[E(X)^2] \qquad \text{式（8-23）}$$

清单 8-2 中的 I2_sum 与 $E(X^2)$ 对应，u_I*I_sum 与 $E[XE(X)]$ 对应，u_I*u_I*win_size 与 $E[E(X)^2]$ 对应，因此 I_var、J_var 分别对应 $D(X)$、$D(Y)$。

鉴于训练时 batch_size 的存在，使用 reduce_mean 函数对 cc 取均值。由于互相关系数越大表示越正相关，而优化器目标是将目标函数最小化，因此这里取负。

2. 插值函数

要将插值算法加入模型中，首先要保证梯度是可以传播的。常用的插值算法中，最近邻插值存在取整操作无法传播梯度的问题，双（三）线性插值对周围点进行线性加权得到最终的像素值可以传播梯度。这里我们使用三线性插值算法，如清单 8-3 所示。

清单 8-3　三线性插值算法

```
class SpatialTransformerTF:
    def transform(self, input_image, delta, interp_method='linear'):
        self.interp_method = interp_method
        input_image = tf.cast(input_image, tf.float32)
        return tf.map_fn(lambda x: self._trans(x[0], x[1]), (input_image, delta),
                         dtype = tf.float32)

    def _trans(self, input_image, delta):
```

```python
        mesh = tf.meshgrid(*[tf.range(i) for i in input_image.shape[ : -1]], indexing='ij')
        mesh = tf.stack(mesh, -1)
        mesh = tf.cast(mesh, tf.float32)
        delta = mesh+delta
        data = tf.cast(input_image, 'float32')
        result = interpn(data, delta, self.interp_method)
        return result


def interpn(vol, loc, interp_method='linear', fill_value=None):
    if isinstance(loc, (list, tuple)):
        loc = tf.stack(loc, -1)
    nb_dims = loc.shape[-1]
    if len(vol.shape) not in [nb_dims, nb_dims + 1]:
        raise Exception("Number of loc Tensors %d does not match volume dimension %d"
                        % (nb_dims, len(vol.shape[: -1])))
    if nb_dims > len(vol.shape):
        raise Exception("Loc dimension %d does not match volume dimension %d"
                        % (nb_dims, len(vol.shape)))
    if len(vol.shape) == nb_dims:
        vol = vol[..., None]
    if not loc.dtype.is_floating:
        target_loc_dtype = vol.dtype if vol.dtype.is_floating else 'float32'
        loc = tf.cast(loc, target_loc_dtype)
    elif vol.dtype.is_floating and vol.dtype != loc.dtype:
        loc = tf.cast(loc, vol.dtype)

    if isinstance(vol.shape, (tf.compat.v1.Dimension, tf.TensorShape)):
        volshape = vol.shape.as_list()
    else:
        volshape = vol.shape

    max_loc = [d - 1 for d in vol.get_shape().as_list()]
    loc0 = tf.floor(loc)
    clipped_loc = [tf.clip_by_value(loc[..., d], 0, max_loc[d])
                   for d in range(nb_dims)]
    loc0lst = [tf.clip_by_value(loc0[..., d], 0, max_loc[d])
               for d in range(nb_dims)]
    loc1 = [tf.clip_by_value(loc0lst[d] + 1, 0, max_loc[d])
            for d in range(nb_dims)]
    locs = [[tf.cast(f, 'int32') for f in loc0lst], [tf.cast(f, 'int32') for f in loc1]]
    diff_loc1 = [loc1[d] - clipped_loc[d] for d in range(nb_dims)]
    diff_loc0 = [1 - d for d in diff_loc1]
    weights_loc = [diff_loc1, diff_loc0]
    cube_pts = list(itertools.product([0, 1], repeat=nb_dims))
```

```
        interp_vol = 0
        for c in cube_pts:
            subs = [locs[c[d]][d] for d in range(nb_dims)]
            idx = sub2ind2d(vol.shape[: -1], subs)
            vol_val = tf.gather(tf.reshape(vol, [-1, volshape[-1]]), idx)
            wts_lst = [weights_loc[c[d]][d] for d in range(nb_dims)]
            wt = prod_n(wts_lst)
            wt = wt[..., None]
            interp_vol += wt * vol_val

        return interp_vol


def sub2ind2d(siz, subs, **kwargs):
    assert len(siz) == len(subs), \
        'found inconsistent siz and subs: %d %d' % (len(siz), len(subs))
    k = np.cumprod(siz[: : -1])

    ndx = subs[-1]
    for i, v in enumerate(subs[: -1][: : -1]):
        ndx = ndx + v * k[i]
    return ndx


def prod_n(lst):
    prod = lst[0]
    for p in lst[1: ]:
        prod *= p
    return prod
```

在实现插值操作时，我们实现了一个 SpatialTransformerTF 类，类方法 transfrom 的参数 input_image 和 delta 分别指浮动图和变换矩阵。具体的插值方式是，通过 tf.meshgrid 来得到图像中每个点的坐标 (x, y, z)，加上每个点对应的偏移量 $(\Delta x, \Delta y, \Delta z)$ 得到变换后的点坐标，即 mesh+delta，使用 interp_method 方法通过输入的图像和变换后的坐标来完成插值操作。

在 interpn 函数中，先对输入的坐标点 loc 进行向下取整操作，通过 +1 操作完成向上取整操作，通过组合这些点可以得到三维空间中插入点的 8 个邻域点，对应实现中的 loc0、loc1 和 locs。通过这些点可以进一步得到每个点的线性加权权重 diff_loc1 和 diff_loc0。

实现中，我们可以通过一个对 cube_pts 的循环来完成对每个邻域点的取值。值得注意的是，在这里，我们发现使用 tf.gather 方法要比使用 tf.gather_nd 运行得更迅速，使用 sub2ind2d 函数可以完成数组多维坐标到一维坐标的映射，从而可以使用 tf.gather 方法。基于同样的效率问题，我们使用 prod_n 来替代 tf.stack 和 tf.reduce_prod 方法。最终权重与像素值的加权通过 interp_vol += wt * vol_val 来实现，完成 8 个邻域点的所有线性加权后，得到配准后该点的实际像素值。

3. 骨干网络

VoxelMorph 没有额外设计一个新的网络结构，而是使用 UNet 作为其骨干结构。但是网络的输出 flow，需要调用之前实现的 SpatialTransformerTF 类来完成插值操作，最终输出配准后的图像 y。完整的网络实现如清单 8-4 所示。

清单 8-4　网络实现

```
def UNet_for_Reg(src, tgt, enc_nf, dec_nf):
    x_in = concatenate([src, tgt])
    x0 = Conv_LReLU(x_in, enc_nf[0], 2)
    x1 = Conv_LReLU(x0, enc_nf[1], 2)
    x2 = Conv_LReLU(x1, enc_nf[2], 2)
    x3 = Conv_LReLU(x2, enc_nf[3], 2)

    x = Conv_LReLU(x3, dec_nf[0])
    x = UpSampling3D()(x)
    x = concatenate([x, x2])
    x = Conv_LReLU(x, dec_nf[1])
    x = UpSampling3D()(x)
    x = concatenate([x, x1])
    x = Conv_LReLU(x, dec_nf[2])
    x = UpSampling3D()(x)
    x = concatenate([x, x0])
    x = Conv_LReLU(x, dec_nf[3])
    x = Conv_LReLU(x, dec_nf[4])

    x = UpSampling3D()(x)
    x = concatenate([x, x_in])
    x = Conv_LReLU(x, dec_nf[5])
    if(len(dec_nf) == 8):
        x = Conv_LReLU(x, dec_nf[6])

    flow = Conv3D(dec_nf[-1], kernel_size=3, padding='same',
                kernel_initializer=RandomNormal(mean=0.0, stddev=1e-5), name='flow')(x)
    y = SpatialTransformerTF().transform(src, flow)
    return y


def Conv_LReLU(x_in, nf, strides=1):
```

```
    x_out = Conv3D(nf, kernel_size=3, padding='same',
                   kernel_initializer='he_normal', strides=strides)(x_in)
    x_out = LeakyReLU(0.2)(x_out)
    return x_out
```

8.3.3 训练和测试

在训练过程中，训练集 600 例数据被随机成对采样输入网络中，共有 360000 组输入。训练代码如清单 8-5 所示。

清单 8-5　训练

```
def train(data_iter):
    with tf.Graph().as_default() as graph:
        sess = tf.Session()

        src_input = tf.placeholder(tf.float32, [None, 256, 256, 125, 1], name = 'MovImg')
        tgt_input = tf.placeholder(tf.float32, [None, 256, 256, 125, 1], name = 'FixImg')

        tgt_prd = UNet_for_Reg(src_input, tgt_input, [16, 32, 32, 32], [32, 32, 32, 32, 8, 8])
        loss = CrossCorrelate3D()(tgt_input, tgt_prd)

        opti = tf.train.AdamOptimizer(LR)
        global_step = tf.train.create_global_step()
        train_op = opti.minimize(loss, global_step=global_step)

    sess.run(tf.global_variables_initializer())
    saver = tf.train.Saver()
    try:
        while True:
            src_batch, tgt_batch = next(data_iter)
            _, step, l = sess.run([train_op, global_step, loss],
                    feed_dict={src_input: src_batch, tgt_input: tgt_batch})
            if step%log_step == 0:
                print('step {} : loss {}'.format(step, l))
    except StopIteration:
        print('Finish Train!')
        saver.save(sess, './voxelmorph_model')


if __name__ == "__main__":
    LR = 1.25e-4
```

```
data_dir = "./dataset"
batch_size = 4
epoch_num = 100
batch_per_epoch = 2000

log_step = 100

data_iter = data_generator(data_dir, batch_size, epoch_num, batch_per_epoch)
train(data_iter)
```

在 train 函数中，通过遍历 data_iter 来完成配准模型的训练，根据 log_step 可以定时输出模型的损失。

完成训练后进行深度学习图像配准模型的测试，如清单 8-6 所示。

清单 8-6　测试

```
def test(src_img, tgt_img):
    with tf.Graph().as_default() as graph:
        sess = tf.Session()

        src_input = tf.placeholder(tf.float32, [None, 256, 256, 64, 1], name = 'MovImg')
        tgt_input = tf.placeholder(tf.float32, [None, 256, 256, 64, 1], name = 'FixImg')
        tgt_prd = UNet_for_Reg(src_input, tgt_input, [16, 32, 32, 32], [32, 32, 32, 32, 8, 3])

        saver = tf.train.Saver()
        saver.restore(sess, './voxelmorph_model')

        src_arr = sitk.GetArray(src_img).T[None, ..., None]
        tgt_arr = sitk.GetArray(tgt_img).T[None, ..., None]

        output = sess.run(tgt_prd, feed_dict={
                                    src_input: src_arr,
                                    tgt_input: tgt_arr})

        output_img = sitk.GetImageFromArray(output[0, ..., 0].T)
        output_img.CopyInformation(tgt_img)
        return output_img
```

测试时，使用 saver 对训练中保存的权重进行恢复，然后对函数的两个数据使用配准模型进行配准，最终得到配准结果。注意，输出的配准结果的信息复制于固定图，因为配准结果已经与固定图处于同样的空间下了。

配准效果示例如图 8-8 所示。

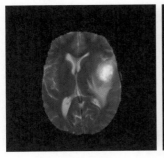 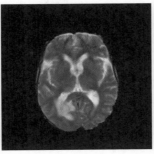 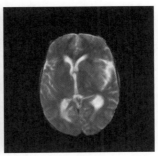

（a）固定图　　　　　　　（b）浮动图　　　　　　　（c）配准结果

图 8-8　配准效果示例

8.3.4　实战总结

在本节中，我们以 VoxelMorph 为例讲解了基于深度学习的医学图像配准在实际中的应用，主要包括数据读取、网络结构、模型训练和测试。不同阶段的实现细节可参考代码部分。在实际使用中，你还可以从诸多方面进行优化，例如网络结构和数据预处理等，需根据具体的任务进行相应的分析和实验。

8.4　小结

在本章中，我们主要介绍了医学图像配准技术的理论基础和深度学习图像配准方法的原理和实现，通过实战案例介绍了深度学习医学图像配准过程。深度学习图像配准方法适用场景丰富，配准速度快，支持在 CPU 和 GPU 上实现配准问题的求解。当然，传统配准方法和深度学习图像配准方法在跨模态甚至多模态求解问题上，都还存在很大的研究空间。

接下来，我们从实际的业务场景出发，补充说明医学图像配准技术在医疗领域的应用场景。

1．辅助诊断

在该应用场景下，基于某一种扫描序列（如 T2 影像），实现同人、不同时间的医学图像配准算法，用于疾病进展的诊断。该场景可采用有监督学习图像配准方法，将每一例图像看作一个浮动图，浮动图通过随机仿射变换得到固定图，并记录该随机仿射变换矩阵作为数据标签。通过将固定图和浮动图作为输入、随机变换数据标签作为输出，训练得到深度学习配准模型。在真实场景下不同时间扫描的医学图像在病灶处存在一定的变化，为了增加模型的鲁棒性，可在固定图病灶处增加一些受控的随机非线性变换。

2. 手术规划

手术规划一般需要实现同人、多序列医学图像配准算法，通过多序列提供多方面信息来指导手术规划。例如，在多序列影像上分别获取血管、病灶和组织解剖等信息，通过综合决策制定手术路线，避免损伤重要的器官和组织。在有匹配数据的前提下，该场景可采用有监督学习图像配准方法，训练得到深度学习配准模型，实现跨模态的仿射变换配准算法。匹配数据指不同序列图像的像素存在一一对应的关系，例如患者在 MRI 设备连续扫描过程中未发生移动，同时保存出了 T1、T2、DWI 等序列影像，此时多个序列影像的同一位置的像素，虽然在不同序列上的灰度值存在差异，但都是对患者相同位置的描述。在真实场景下匹配数据也可能在扫描期间由于机器震动或身体轻微移动带来一些偏差，为了增加模型的鲁棒性，可在匹配数据上随机增加受控的微小噪声，例如轻微的平移、旋转等。

3. 数据生成

数据生成主要是为了解决深度学习感兴趣区域分割任务训练数据标注困难的问题，标注专员仅需标注一例或少数几例医学图像的图谱分割标签，通过图像配准方法将该标签匹配到数据集所有医学图像上。该场景主要是不同人之间的配准问题，同序列或跨序列均有可能。由于个体的差异，需要通过非线性配准才能得到较好的配准结果，因此需要采用无监督学习图像配准方法，且跨序列的配准难度大于同序列的配准难度。

8.5　参考资料

[1] Guha Balakrishnan, Amy Zhao, Mert R. Sabuncu, John Guttag, Adrian V. VoxelMorph: A Learning Framework for Deformable Medical Image Registration Dalca, IEEE TMI: Transactions on Medical Imaging. 2019. eprint arXiv: 1809.05231.

[2] Guotai Wang, Wenqi Li, Sebastien Ourselin, Tom Vercauteren. Automatic Brain Tumor Segmentation using Cascaded Anisotropic Convolutional Neural Networks. In Brainlesion: Glioma, Multiple Sclerosis, Stroke and Traumatic Brain Injuries. Pages 179-190. Springer, 2018.

[3] Eli Gibson, Wenqi Li, Carole Sudre, et al. NiftyNet: a deep-learning platform for medical imaging. Computer Methods and Programs in Biomedicine, 158 (2018): 113-122.

第 9 章

模型优化

医学图像模型的研发过程主要包括 5 个步骤：目标确认、任务建模、数据采集和标注、模型训练、模型部署。在通常情况下，模型部署时会对模型进行优化，来达到在落地场景中实现更好的性能的目的。在本章中，我们主要介绍神经网络模型在规模和速度方面的优化。其中，在 9.1 节中，我们从缩减神经网络模型结构节点的角度，介绍模型剪枝的方法；在 9.2 节中，我们从降低神经网络模型数据类型占用存储空间的角度，介绍模型量化的方法；在 9.3 节中，我们以成熟的框架 TensorRT 为例，介绍现有网络模型推理过程加速的基本思路和做法；在 9.4 节中，我们以实战的方式，具体介绍模型优化的实际过程和细节。

9.1 模型剪枝

剪枝是一种减小神经网络模型规模的常用方法。它的原理基于神经网络模型权重张量矩阵的稀疏性。模型剪枝的算法研究主要围绕着剪枝权重的判别策略，即如何确定对哪些权重应当进行剪枝。进行剪枝的具体做法，是将相应权重置为零，并使其无法参与反向梯度计算，同时会影响神经网络训练的前向计算和反向传播过程。Michale Zhu 和 Suyong 的研究指出，一些深度学习网络模型涉嫌过度设计。为了使其在资源受限的环境下进行高效推理预测，并且网络的隐藏单元保持模型密集连接结构，需要采用模型剪枝的方法对大模型结构的网络进行优化。在 TensorFlow 框架中剪枝的操作是，在需要剪枝的模型网络中，向每个被剪枝的层添加一个二进制掩码变量，变量的大小和形状与相应层的权重张量相同。在训练过程中引入一些操作单元，负责对相应层的权重值的绝对值进行排序，通过掩码将最小的权重值屏蔽为 0。在前向传播时，对相应掩码的对应位与选中权重进行与操作，以输出特征图，如果掩码对应为 0，则对应的权重与操作结果为 0。在反向传播时，掩码对应位为 0 的权重参数不参与更新。

参与剪枝的对象包括网络权重、偏置和激活值。其中，对网络权重和激活值的剪枝操作较为常见。

9.1.1　稀疏性概念

稀疏性是用来度量向量或矩阵 0 值元素占比的一种评价方式。以矩阵为例，其稀疏性的定义如式（9-1）所示。

$$\| M \|_0 = \{i, j : M_{i,j} \neq 0\} \qquad 式（9-1）$$

其中，M 为矩阵中非零元素的个数。若张量矩阵中大多数的元素为零，则称之为稀疏矩阵。但是并没有严格的规则来说明"大多数"的比例限制，所以稀疏矩阵更多的是一种直观概念。

9.1.2　剪枝策略

剪枝策略主要涵盖两部分内容：第一，两类剪枝方式，即细粒度剪枝和粗粒度剪枝，这两种方式分别是针对模型权重和结构的剪枝；第二，剪枝流程策略，除了决定哪些模型权重或结构可以被剪枝，剪枝策略还包含如何安排训练和剪枝的训练策略，例如执行剪枝策略和训练执行的次数、顺序和每次剪枝采用的具体方式。

1．细粒度剪枝

细粒度剪枝即权重剪枝，目的是提高深度神经网络模型权重矩阵的稀疏性。这种剪枝方法基于的前提假设是：现有的网络模型构成的参数空间大于任务解决所需要的参数空间，其中部分参数是冗余的。剪枝的过程就是将这些冗余的参数置 0。从另一个角度来讲，就是现有模型的参数数量足以为解决任务提供多组解，而剪枝的过程就是选择其中的一组或者若干组的稀疏解。

在剪枝前，你需要设定一种剪枝策略，以确定哪些模型权重需要被置为零。一种比较直观的方法是对所有的权重求绝对值，将绝对值与设定的阈值加以比较，若绝对值小于阈值，则需将权重置为 0。这种策略称为阈值剪枝，其动机是绝对值较小的权重在网络最终的输出中发挥的作用较小，因此重要性较低。下面我们将详细地介绍包括阈值剪枝在内的 3 种剪枝策略。

（1）阈值剪枝。这种方法会设置门限阈值，然后将其与每个权重张量中的元素加以比较，按照条件保持原值或者置为 0，如式（9-2）所示。这种策略的缺点是对于一个参数量巨大的网络模型，难以确定一个普适于所有参数的阈值，而针对网络模型的每一层分别指定阈值又过于烦琐。

$$\text{thresh}(w_i) = \begin{cases} w_i, & |w_i| > \lambda \\ 0, & |w_i| \leqslant \lambda \end{cases} \qquad 式（9-2）$$

（2）自适应阈值剪枝。卷积层和全连接层的权重大致呈现以均值为 0 的高斯分布，为解决普通阈值剪枝中的大量阈值参数确定问题，自适应阈值剪枝使用权重张量的标准差作为不同权重张量的归一化因子。假设权重张量为正态分布，且约 68% 的元素绝对值小于张量标准差 σ，因此将阈值设置为 $s \times \sigma$ 就相当于对 $s \times 0.68$ 的张量元素进行阈值化，但是具体工程中仍需要通过经验分析确定参数 s。

（3）稀疏性阈值剪枝。相比权重阈值，实际工作中有时候更关注各卷积层的稀疏性。稀疏性阈值剪枝通过指定目标的稀疏级别来控制剪枝程度。与权重阈值不同，由于稀疏水平与元素的实际大小无关，因此该剪枝方法更稳定，但各层具体的稀疏性阈值仍需要通过敏感性分析来确定。

2. 粗粒度剪枝

粗粒度剪枝即结构剪枝，逐元素的剪枝可以创建非常稀疏的模型，并对其进行压缩以更少地消耗内存。但如果没有特定的硬件支持，整个优化过程会相对缓慢，得不到有效加速。鉴于此，你可以通过移除整个结构（卷积核、滤波器、特征图等）进行加速。不同的结构剪枝方法的主要区别在于如何衡量各结构的重要性。

（1）L1-分级剪枝。这种方法首先根据某种尺度函数来计算模型内各结构的尺度，再根据尺度进行排序并修剪掉尺度最小的 m 个结构。L1-分级剪枝是使用各结构绝对值的平均值作为尺度函数进行排名。由于绝对值的平均值不依赖于结构实际大小，因此比仅使用结构的 L1-Norm 更为稳定易用，同时该值也是 L1-Norm 的等效替代。L1-分级剪枝可用于权重滤波器、通道以及线性层行数的剪枝。

（2）APoZ-分级剪枝。这种方法是使用激活通道均值 APoZ（平均零点百分比）对权重结构进行排名，然后修剪指定百分比之下的结构。

（3）Gradient-分级剪枝。这种方法是使用各结构的梯度与权值的乘积来评估各结构重要性，然后按照重要程度排序后剪枝。

3. 剪枝流程

标准剪枝流程是现在最流行的剪枝流程,在主流框架 TensorFlow 和 PyTorch 中都有对应的接口。标准剪枝流程主要包括 3 个部分:训练、剪枝和微调。首先对神经网络模型进行训练,在剪枝流程中,训练部分主要指预训练,旨在为剪枝算法获得在特定基础 SOTA 任务上训练好的原始模型。然后使用剪枝算法进行模型剪枝,包括细粒度剪枝、向量剪枝、核剪枝等。在剪枝之后对网络模型结构进行评估,要确定需要剪枝的层,设定剪裁阈值或者比例。在实现上,通过修改代码加入一个与参数矩阵尺寸一致的掩码矩阵,掩码矩阵中只有 0 和 1。微调是恢复被剪枝操作影响的模型表达能力的必要步骤。结构化模型剪枝会对原始模型结构进行调整,因此剪枝后的模型参数虽然保留了原始的模型参数,但是由于模型结构发生改变,剪枝后的模型的表达能力会受到影响。在实现上,参数在计算的时候先乘以上述的掩码矩阵,掩码变量为 1 的参数值将激活训练通过反向传播更新参数;而掩码变量为 0 的部分因为输出始终为 0,则不对后续部分产生影响。

后续根据是否进行"再剪枝",即是否将微调之后的网络模型再次送到剪枝模块,再次进行模型结构评估和执行剪枝算法——可以细化为 one-shot 剪枝和 iterative 剪枝。

one-shot 剪枝是一种简单、直接的剪枝算法,即对训练完成的模型应用剪枝策略后直接得到剪枝后的模型。虽然思路简单,但是效率高并且剪枝后的模型性能较好。但是这种算法仍然有局限性,经过剪枝的模型的参数空间仍然可能是冗余的,有进一步压缩的空间。

比 one-shot 剪枝性能更好的算法是 iterative 剪枝,即进行多次模型训练,在模型训练间隔进行剪枝操作。这种反复训练、剪枝的算法可以尽可能地压缩模型的参数空间,并能达到几乎与未剪枝模型同样的性能。这一算法有着丰富的操作空间,例如不同轮次的剪枝策略可以不同。

9.1.3 敏感性分析

通过剪枝来控制稀疏性的难点在于确定每层张量的权重阈值或稀疏级别。敏感性分析是一种按照对剪枝的敏感性对张量进行排名的方法。

该方法首先设置特定层的剪枝级别(百分比),并进行一次剪枝,在测试数据集上运行评估并记录模型评估分数,随后对所有权重层执行同样操作,并且对每一层测试几个不同的稀疏级别,以得到每一层对于剪枝的敏感性。

该方法同样可以对结构进行敏感性分析，可以使用单个结构的 L1 范数实现元素剪枝敏感性分析。

9.2 模型量化

医学图像领域中的人工智能软件，常用于提升模型检测精度的方法就是增加网络结构的复杂度（包括网络的宽度、层数、深度以及各类参数等），这会导致网络参数数量的急速增加，同时也提高了对硬件的需求。然而在模型部署上，目前常采用云端部署到边缘侧的方案，受限于边缘侧设备的计算资源，需要充分考虑落地场景中设备的存储空间、设备内存大小、设备运行功耗以及时延等问题。解决这些问题的有效方法就是模型量化。

模型量化以损失推理精度为代价，将网络中连续取值或离散取值的浮点型参数线性映射为定点（int8/uint8）的离散值，取代原有的 float32 数据，保持输入 / 输出为浮点型，从而达到减小模型尺寸、减少模型内存消耗和加快模型推理速度的目的。

一般的模型量化任务的具体执行步骤大致如下。

（1）统计输入数据，即权重或者激活值中相应的最小值和最大值。

（2）选择合适的量化类型，对称量化（int8）或非对称量化（uint8）。

（3）根据选择的量化类型，进行最小值和最大值计算，获得量化的参数 Z 和 S。

（4）根据标定数据对模型执行量化操作，将其由 float32 转换为 int8。

（5）验证量化后的模型性能，如果性能下降过多，尝试使用不同的方式计算 S 和 Z 参数，重新执行上述步骤。

模型量化的本质就是在定点型和浮点型等数据之间建立一种数据映射关系。由浮点值到定点值的量化公式如式（9-3）所示。

$$Q = \frac{R}{S} + Z \qquad\qquad 式（9-3）$$

其中，Q 表示量化后的定点值，R 表示真实的浮点值，Z 表示 0 浮点值对应的量化定点值，S 是定点量化后可表示的最小刻度。

因此，由定点值到浮点值的量化公式如式（9-4）所示。

$$R = (Q - Z) \cdot S \qquad\qquad 式（9-4）$$

可以利用式（9-5）对 S 进行求解。

$$S = \frac{R_{max} - R_{min}}{Q_{max} - Q_{min}}$$ 式（9-5）

其中，R_{max} 表示最大的浮点值，R_{min} 表示最小的浮点值，Q_{max} 表示最大的定点值，Q_{min} 表示最小的定点值。

可以利用式（9-6）对 Z 进行求解。

$$Z = Q_{max} - \frac{R_{max}}{S}$$ 式（9-6）

9.3　TensorRT

随着传统的高性能计算和新兴的深度学习技术的普及和发展，GPU 已然成为训练和推理的主要载体。NVIDIA 为了使研究者和用户能够更好地使用 GPU，推出了支持高性能深度学习计算的引擎框架 TensorRT。

9.3.1　基础介绍

TenosrRT 是 NVIDIA 开发的优化推理引擎，为深度学习的落地应用提供了基础，能够带来低延迟、高吞吐率的部署推理。TensorRT 可用于对超大规模数据中心、嵌入式平台或自动驾驶平台进行推理加速。TensorRT 现在支持众多学习框架，主要包括 TensorFlow、Caffe、Apache MXnet、PyTorch 等。将 NVIDIA 的 GPU 和 TensorRT 同时利用起来，就可以实现快速和高效的部署以及推理。TensorRT 通过组合层和优化内核选择来优化网络。如果应用程序进行了预先设定，可以额外优化网络来实现提高性能并减少内存需求。

9.3.2　应用场景

构建好深度学习模型后，我们需要对其进行训练和部署。在训练阶段中，最核心的是准备数据集、搭建网络结构，然后使用各种框架进行训练。训练阶段又分为验证阶段和测试阶段。训练阶段对于 GPU 算力的依赖较高，但是对于实时性的要求较低。如果训练阶段模型运行较慢，可以通过投入更多的成本解决，例如用更大的集群、更多的 GPU 等做数据并行。部署阶段则对于实时性的要求很高，由于大部分的推断部署在云端数据中心，没有经过优化的模型单次推理的时间需要 200 ～ 300ms，再考虑到网络传输的延迟，可能用户

1s 后才能得到预测结果。提升部署阶段的推理能力不只是成本的问题，如果方法不对，即便使用的 GPU 算力再强，可能也无法满足推断的实时性要求。因此在部署阶段，降低延迟是非常必要的。

9.3.3 基本原理

TensorRT 是一个只有前向传播的深度学习框架，可以对 Caffe、TensorFlow 的网络模型加以解析，然后与 TensorRT 中对应的层进行映射，把其他框架的模型统一转换到 TensorRT 中，然后在 TensorRT 中可以针对 NVIDIA 的 GPU 实施优化策略，并进行部署加速。

目前主流的深度学习框架，TensorRT 都支持。Caffe、TensorFlow 和 TensorRT 可以直接解析网络模型，对于 Caffe2、PyTorch、Apache MXnet、Chainer 等深度学习框架，则需要先将模型转换为 ONNX（Open Neural Network Exchange）通用深度学习模型，然后对 ONNX 模型做解析。

ONNX 是微软和 Facebook 携手开发的开放式网络交换工具，解决了不同框架模型部署差异的问题。只需要先将模型转换为 ONNX 模型，就可以放在其他框架上面去做推理。这是一种统一的神经网络模型定义和保存方式。在研究和开发方面，这可以使开发者轻易地在不同机器学习工具之间转换，并为项目选择最好的组合方式，加快研究到生产的速度。

TensorRT 的优化方法主要包括层间融合或张量融合、数据精度校准等。

1. 层间融合或张量融合

原始模型的结构中有很多层，在部署模型推理时，每一层的运算操作都由 GPU 完成，但实际上 GPU 通过启动不同的 CUDA 核心来完成计算。CUDA 核心计算张量的速度很快，但是在 CUDA 核心的启动和对每一层输入、输出张量的读写操作需要消耗大量的时间，短时间内的快速读写会造成内存带宽的瓶颈，同时会造成 GPU 资源的浪费。TensorRT 通过对层间的横向或纵向合并，减少网络结构中的层数。横向合并可以把卷积、偏置和激活层合并成一个 CBR 结构，只需要一个 CUDA 核心。纵向合并可以把结构相同但是权值不同的层合并为一个更宽的层，也只需要一个 CUDA 核心。合并之后计算图的层次更少，占用的 CUDA 核心更少，从而使模型结构更小、更快和更高效。

2. 数据精度校准

绝大多数深度学习框架在训练神经网络的时候，张量都是 32 位浮点数的精度（full 32-

bit precision，fp 32）。当网络训练完成，在部署推理时，由于不涉及反向传播过程，因此可以适当降低数据精度，例如降低为 fp16 或者 int 8 精度。更低的数据精度会使模型体积更小，内存占用更少和延迟更低。int 8 范围内只有 256 个值，使用 int 8 表示 fp 32 精度的数值会造成信息丢失和性能下降。但是 TensorRT 会提供完全自动化的校准，以最好的匹配性能将 fp 32 精度的数据降低为 int 8 精度，从而最小化性能损失。

表 9-1 所示为不同精度的动态范围。

表 9-1　不同精度的动态范围

精度	动态范围
int 8	$-128 \sim 127$
fp 16	$-65504 \sim 65504$
fp 32	$-3.4e38 \sim 3.4e38$

9.4　实战：颅内出血 CT 影像分类模型的量化

在本节中，我们将通过实战案例讲解模型量化在医学图像领域中的应用，在第 5 章医学图像分类任务中训练好的深度学习模型基础上对现有模型进行量化操作。TensorFlow 提供了一套完整的模型量化工具，例如 TensorFlow Lite Optimizing Converter（toco 命令工具）以及 TensorFlow Lite Converter。

常见的 TensorFlow 训练后量化有如下一些选择：混合量化、全整形量化以及半精度 fp16 量化。

（1）混合量化：将浮点型的权重量化为 int 8 整型，能够将模型的大小减少约 75%、提升推理速度最大约 3 倍。这种方式在推理的过程当中，需要将 int 8 量化值反量化至浮点型后再进行计算。混合量化的代码如清单 9-1 所示。

清单 9-1　混合量化

```
import Tensorflow as tf

converter = tf.lite.TFLiteConverter.from_saved_model(saved_model_dir)
converter.optimizations = [tf.lite.Optimize.OPTIMIZE_FOR_SIZE]
tflite_quant_model = converter.convert()
```

（2）全整形量化：将权重、激活值及输入值全部进行 uint 8 量化，并且将所有模型运算操作置于 int 8 下执行，来达到最好的量化效果的目标。在此，用一个具有代表性的数据集，用于统计激活值和输入值等的浮点型范围。基础代码如清单 9-2 所示。

清单 9-2   全整形量化

```
import Tensorflow as tf

converter = tf.lite.TFLiteConverter.from_saved_model(saved_model_dir)
converter.optimizations = [tf.lite.Optimize.DEFAULT]
tflite_quant_model = converter.convert()
```

（3）半精度 fp16 量化：将权重量化为半精度 fp16 形式，可以减少约一半的模型大小，其精度损失相比量化为 int 8 更小。如果硬件支持 fp16 计算，借助 Google 提供的 API，实现起来非常简单。基础代码如清单 9-3 所示。

清单 9-3   半精度 fp16 量化

```
import Tensorflow as tf

converter = tf.lite.TFLiteConverter.from_saved_model(saved_model_dir)
converter.optimizations = [tf.lite.Optimize.DEFAULT]
converter.target_spec.supported_types = [tf.lite.constants.FLOAT16]
tflite_quant_model = converter.convert()
```

分类模型权重存放的文件格式为ckpt，在进行模型量化前，需要将模型转换为pb格式，然后将 pb 格式的模型量化保存为 tflite 格式。清单 9-4 所示的是模型转换的代码，在进行转化时，需要提前为模型的输入和输出定义新的名称，方便后续的使用。

清单 9-4   模型文件 ckpt 转 pb

```
def ckpt_to_pb(model_path='', out_path='./'):
    tf.reset_default_graph()
    input_size = [384, 384, 1]
    input = tf.placeholder(dtype=tf.float32, shape=[None, input_size[0],
                           input_size[1], input_size[2]])
    input = tf.identity(input, name="the_image_input")
    logit = build_res_network(input, 64, 2, rate=.2, is_training=False)
    tf.identity(logit, name="the_logit_output")
    init = tf.global_variables_initializer()
    with tf.Session() as sess:
        sess.run(init)
        saver = tf.compat.v1.train.Saver()
        saver.restore(sess, model_path)
        tf.train.write_graph(sess.graph_def, out_path, 'model.pb')
        freeze_graph.freeze_graph(os.path.join(out_path, 'model.pb'), '', False,
                    model_path, 'the_logit_output', 'save/restore_all', 'save/
                    Const: 0', 'frozen_model.pb', False, '')
```

本次量化选择全整形量化方式，在量化过程中需要根据训练时的输入模型的参数范围设置量化后的模型输入范围。模型输入的数据范围和参数如表 9-2 所示，封装函数如清单 9-5 所示。

表 9-2　模型输入的数据范围和参数

模型输入的数据范围	参数
(0, 255)	(0, 1)
(-1, 1)	(127.5, 127.5)
(0, 1)	(0, 255)

清单 9-5　全整形量化封装函数示例代码

```python
def model_quant(pb_file):
    input_names = ["the_image_input"]
    output_names = ["the_logit_output"]
    converter = tf.lite.TFLiteConverter.from_frozen_graph(pb_file, input_names, output_names)
    converter.target_ops = [tf.lite.OpsSet.TFLITE_BUILTINS,tf.lite.OpsSet.SELECT_TF_OPS]
    converter.inference_type = tf.lite.constants.QUANTIZED_UINT8
    input_arrays = converter.get_input_arrays()
    converter.quantized_input_stats = {input_arrays[0]: (127.5, 127.5)}
    converter.default_ranges_stats = (0, 255)
    tflite_uint8_model = converter.convert()
    open("uint8.tflite", "wb").write(tflite_uint8_model)
```

量化后的模型推理方式与之前的方式不同，不再使用 TensorFlow 的会话（Session）。模型加载和推理如清单 9-6 所示，可使用此代码测试模型转换是否成功。

清单 9-6　tflite 模型加载和推理

```python
def test_tflite(pb_file):
    interpreter = tf.lite.Interpreter(model_path=pb_file)
    tensor_details = interpreter.get_tensor_details()
    for i in range(0,len(tensor_details)):
        print("tensor: ", i, tensor_details[i])
        interpreter.allocate_tensors()

    input_details = interpreter.get_input_details()
    print("input : ", str(input_details))
    output_details = interpreter.get_output_details()
    print("ouput : ", str(output_details))
    new_img = np.random.uniform(0,1,(1, 384, 384, 1))
    new_img = new_img.astype('uint8')
    interpreter.set_tensor(input_details[0]['index'],new_img)
```

```
interpreter.invoke()
output_data = interpreter.get_tensor(output_details[0]['index'])
print("test_tflite finish!")
```

需要补充书说明的是，本书使用的 TensorFlow 版本是 1.14。不同版本的量化 API 存在差异，这里仅展示一种量化方法。对于实际项目中的模型优化，你需要考虑到很多因素，具体细节需要参考 TensorFlow 官方提供的技术文档。

9.5 小结

在本章中，我们主要介绍了模型优化方面的基础知识，并从实际工程出发，基于 TensorFlow 框架介绍了模型剪枝、模型量化、TensorRT 模型优化部署方面的原理。在实战部分，我们在第 5 章的分类任务基础上进行实验，展示了模型量化的具体实现方法。在实际的项目应用中，无论是模型剪枝还是模型量化，都需要再次进行小规模的训练，以保障优化后的模型效果。

9.6 参考资料

[1] Frankle J, Carbin M. The Lottery Ticket Hypothesis: Training Pruned Neural Networks[J]. 2018.

[2] Wang W, Chen M, Zhao S, et al. Accelerate Your CNN from Three Dimensions: A Comprehensive Pruning Framework[C]// 2020.

[3] Banner R, Hubara I, Hoffer E, et al. Scalable Methods for 8-bit Training of Neural Networks[J]. 2018.

第 10 章

迁移学习

在第 9 章的实战案例中，我们介绍了使用深度卷积神经网络解决医疗图像中的计算机视觉问题，并且通过优化方法得到一个高效的模型。在本章中，我们主要介绍一些特殊情况下的模型优化方法，引入迁移学习（transfer learning）的概念，讲解其在医疗数据中的应用；还将针对迁移学习导致的灾难性遗忘问题，介绍终身学习的方法（life-long learning）。

10.1 迁移学习

在深度卷积神经网络的训练过程中，我们经常要使用大量数据、花费大量时间去优化参数，使模型达到拟合。但是遇到数据相同、任务不同的情况，还是需要从头训练，这样做不但占用资源而且浪费时间。为了提升模型训练的效率，我们通常采用迁移学习的方法加快模型的学习进度。

迁移学习是指将模型在现有任务上学习到的知识应用到相关联的领域中，具体到深度学习上是指将训练好的模型参数作为新模型初始化赋值，然后用新任务的数据继续训练。以分类任务为例，在数据相同、任务不同的情况下，首先迁移旧模型的全部参数到新模型，然后冻结新模型的卷积层，只训练全连接层，或者根据任务需求重新制订新的全连接层继续训练；在数据类似但任务不同的情况下，可以仅冻结靠近输入层的部分卷积层，因为这些卷积层保留了大量的底层特征信息，保留这些信息更有利于模型的训练。

迁移学习不仅可以减少相似任务模型的训练时间，还可以应用于特殊情况下项目模型能力的提升。例如，某些项目中，某一种疾病出现得较少或某类型的影像采集设备较少，使得可供训练的数据较少，进而导致无法训练出较好的模型。这时我们可以采用迁移学习方法提升这项任务的模型效果。

例如，目前市面上常见的医学图像采集设备是由多家公司制造的。即使是同一类型、不同公司研发的设备，采集图像的效果也略有差异。例如，甲医院主要使用 A 公司的设备，且保存了大量的影像数据。乙医院主要使用 B 公司的设备，仅仅保留了部分的影像数据。由于数据隐私、安全等问题，无法同时获得两种设备的医学图像。如果采用常规训练方法，在每个数据集上分别训练一个模型，通过数量较少数据集训练的模型，可能会出现无法跳出局部最优解或者出现过拟合的情况，最终导致模型效果不好。为了进一步提升少量数据集模型的效果，我们可以采用迁移学习方法，先用大数据集训练模型，然后把这个模型的权重迁移到少量数据的模型上继续训练。但是这种迁移学习的方式是单向的，从模型 A 迁移到模型 B 之后，在模型 B 的检测效果提升的同时，模型 A 的检测效果会严重下降，这种情况我们称之为灾难性遗忘。

为了解决这个问题，我们将采用终身学习方法，保留模型迁移前的学习效果。

10.2   终身学习

常见的几种终身学习方法有正则化法（regularization）、集成法（ensembling）、复述法（rehearsal）等。

（1）正则化法：在新任务上进行网络更新时，增加一定的限制来保留旧任务上学习到的权重，使得网络在更新后不会影响之前学习到的知识。这类方法中较经典的算法是 EWC（Elastic Weight Consolidation）。

（2）集成法：对新的任务增加模型路径，可以在模型内部通过冻结不同任务路径所在节点以优化其他节点；也可以增加新子模型，让每个子模型完成一个任务，最后把多个模型预测的结果进行整合。这类方法的缺点就是，随着后续任务的增加，模型会变得越来越大。这类方法中比较经典的算法是 Google 发布的 PathNet。

（3）复述法：在训练新任务时，将旧任务的数据按照一定比例混入新数据集，让模型不断复习旧数据。这类方法的缺点是需要保留之前的任务数据集，随着后续任务的增加，数据集会变得越来越大。这类方法中比较经典的算法是 GeppNet。

针对刚刚提到甲、乙医院的问题，只有正则化法和集成法适用于这种情况，而在这里，我们主要讲解 EWC 算法。

神经网络在训练过程中，损失会下降到一个全局最优解范围，如图 10-1 所示，a 为第一个任务的最优解。当训练第二个任务时，如果不对损失函数加以限制，其最优解会移动到 b，b 落在第二个任务的最优解范围，但不是第一个任务的最优解。如果对损失函数加以限制，最终最优解会落在 c，c 处于两个任务的最优解范围中。

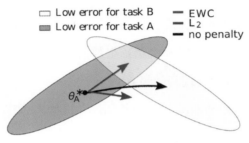

图 10-1　不同任务的最优解

EWC 的理念是在新任务计算损失函数时，加入上个任务中网络参数的重要度作为正则项损失。该正则项的计算公式如式（10-1）所示。

$$L' = L' + \lambda \sum_{i=1} b_i(\theta_i - \theta_i^b)^2 \qquad \text{式（10-1）}$$

其中，L' 是当前的损失函数，λ 是超参数，θ_i 是当前任务需要学习的网络参数，θ_i^b 是上一个任务学习的网络参数，b_i 是该网络参数的重要度。也就是说，用当前任务需要学习的网络参数减去上一个任务学习的网络参数，然后计算平方和，再与上个任务中每个网络参数的重要度相乘，最后再乘一个超参数用于调节新、旧任务的重要度。

10.3　实战：数据失衡的颅内影像出血检测优化方法

在第 5 章的分类任务实战中，我们介绍了如何使用 ResNet101 模型对颅内出血做分类检测。在本节中，我们将在颅内出血数据集上进行迁移学习和终身学习的实验。

10.3.1　迁移学习的实验

迁移学习方法的有效性，需要通过一系列的实验对比证明。首先将所有数据划分为两组：第一组是以脑室内出血、脑实质性出血和硬膜下血肿这 3 个类别为主的数据，其中训练集的健康数据 3000 例，3 种出血数据各 1000 例，测试集的健康数据 300 例，其余数据各 100 例；第二组是硬膜外出血和蛛网膜下腔出血这两个类别为主的数据，其中训练集的健康数据 2000 例，两类出血数据各 1000 例，测试集的健康数据 200 例，其余数据各 100 例。

实验步骤如下。

（1）用第一组数据进行训练得到模型 A。

（2）用第二组数据进行训练得到模型 B。

（3）将模型 A 作为预训练模型迁移到第二组数据上训练，得到模型 C。

（4）对比模型 B、C 的训练时间和效果。

本实验的代码以第 5 章中的实战代码为基础，并根据具体任务做了改进。修改后的代码如清单 10-1 所示。

清单 10-1　图像数据生成

```
data_root = './data/'
train_img_path = os.path.join(data_root, 'stage_2_train')
train_label = os.path.join(data_root, 'stage_2_train.csv')
npy_path = os.path.join(data_root, 'stage_2_train_npy')
if not os.path.exists(npy_path):
    os.mkdir(npy_path)

res_list = get_random_data(train_label, pick_num=[6000,2000,2000,2000,2000,2000])
read_count = {0:0, 1:0, 2:0, 3:0, 4:0, 5:0}

data_set_A = {
    0:[3000, 300],
    1:[1000, 100],
    2:[1000, 100],
    3:[1000, 100],
}
save_train_test_npy(res_list, train_img_path, npy_path, data_set_A, read_count)
data_set_B = {
    0:[2000, 200],
    4:[1000, 100],
    5:[1000, 100],
}
save_train_test_npy(res_list, train_img_path, npy_path, data_set_B, read_count)
```

其中训练部分的代码，需要在源码的基础上增加模型权重载入代码，具体代码如清单 10-2 所示。

清单 10-2　权重载入

```
if pretrain_model != '':
    saver.restore(sess, pretrain_model)
```

迁移学习的训练需要冻结卷积层的权重，仅训练全连接层。实现这样的功能有以下两种方式：一种是在构建网络的同时设置网络节点为不可训练；另一种是在计算梯度的时候仅计算需要训练的节点。这里我们采用后一种方式，具体代码如清单 10-3 所示。

清单 10-3　计算全连接层梯度

```
var = tf.trainable_variables()
var_to_gradient = [val for val in var if "dense" in val.name]
train_opt = optimizer.minimize(loss_tf, global_step=global_step, var_list=var_to_gradient)
```

修改后的完整训练代码如清单 10-4 所示。

清单 10-4　修改后的完整训练代码

```
def train(train_img_npy, train_label_npy, save_model_dir,
          pretrain_model='', batch_size=32, epochs=50, \
    input_size=[384, 384, 1], n_class=2, first_channels=64, lr=0.0001, display_step=50):
    train_data, train_label, valid_data, valid_label = load_split_data\
          (train_img_npy, train_label_npy, thre=0.9)
    train_dataset = data_generator(train_data, train_label, batch_size, True)
    val_dataset = data_generator(valid_data, valid_label, 1, False)
    step_train = len(train_data)//batch_size
    step_valid = len(valid_data)
    is_training = tf.placeholder(tf.bool)
    input = tf.placeholder(dtype=tf.float32, shape=[None, input_size[0], input_
                           size[1], input_size[2]])
    logit = build_res_network(input, first_channels, n_class, rate=.2, is_training=is_training)
    label = tf.placeholder(dtype=tf.float32, shape=[None, n_class])
    loss_tf = cross_entropy(labels=label, logits=logit)
    global_step = tf.Variable(0, name='global_step', trainable=False)
    optimizer = tf.train.AdamOptimizer(learning_rate=lr)
    train_opt = optimizer.minimize(loss_tf, global_step=global_step)
    init_op = tf.global_variables_initializer()
    saver = tf.train.Saver(max_to_keep=epochs)

    with tf.Session() as sess:
        sess.run(init_op)
        if pretrain_model != '':
            saver.restore(sess, pretrain_model)
        for epoch in range(epochs):
```

```
        total_loss = []
        for step in range(step_train):
            x,y = next(train_dataset)
            _, loss, pred_logits = sess.run([train_opt, loss_tf, logit],
                    feed_dict={input:x, label:y, is_training:True})
            total_loss.append(loss)
            if step % display_step==0:
                print('Epoch {:}, train steps {:}, loss={:.4f}'.format\
                        (epoch, step, loss), flush=True)
        print('Epoch {:}, train Avg loss={:.4f}, lr={:.4f}'.format\
                (epoch, np.mean(total_loss), lr))

        print('*'*20, 'Valid Epoch %d'%epoch, '*'*20)
        total_loss=[]
        all_num = step_valid
        TP = 0
        for step in range(step_valid):
            x,y = next(val_dataset)
            val_loss, pred_logits = sess.run([loss_tf, logit],
                    feed_dict={input:x, label:y, is_training:False})
            y_pred = np.argmax(pred_logits, axis=-1)
            y = np.argmax(y, axis=-1)
            total_loss.append(val_loss)
            if y[0] == y_pred[0]:
                TP += 1
            if step % display_step==0:
                print('Epoch {:}, valid steps {:}, loss={:.4f}'.format(epoch,
                        step, val_loss))
        val_loss_avg = np.mean(total_loss)
        print('Epoch {:}, valid Avg loss={:.4f}, acc={:.4f}'.format(epoch,
            val_loss_avg, TP*1.0/all_num))
        print('*'*20, 'Valid Epoch %d'%epoch, '*'*20)
        saver.save(sess, os.path.join(save_model_dir, 'epoch_%03d_%.4f_model'\
                %(epoch, val_loss_avg)), write_meta_graph=False)
```

在实验开始前，先将两组训练集和验证集的数据准备好，以方便后续实验的数据载入，代码如清单 10-5 所示。

清单 10-5　数据准备

```
train_img_npy_A = [
    './data/stage_2_train_npy/trainval_img_3000_0.npy',
    './data/stage_2_train_npy/trainval_img_1000_1.npy',
    './data/stage_2_train_npy/trainval_img_1000_2.npy',
```

```
        './data/stage_2_train_npy/trainval_img_1000_3.npy',
]
train_label_npy_A = [
        './data/stage_2_train_npy/trainval_label_3000_0.npy',
        './data/stage_2_train_npy/trainval_label_1000_1.npy',
        './data/stage_2_train_npy/trainval_label_1000_2.npy',
        './data/stage_2_train_npy/trainval_label_1000_3.npy',
]
train_img_npy_B = [
        './data/stage_2_train_npy/trainval_img_2000_0.npy',
        './data/stage_2_train_npy/trainval_img_1000_4.npy',
        './data/stage_2_train_npy/trainval_img_1000_5.npy',
]
train_label_npy_B = [
        './data/stage_2_train_npy/trainval_label_2000_0.npy',
        './data/stage_2_train_npy/trainval_label_1000_4.npy',
        './data/stage_2_train_npy/trainval_label_1000_5.npy',
]


#============test data
test_img_npy_A = [
        './data/stage_2_train_npy/test_img_300_0.npy',
        './data/stage_2_train_npy/test_img_100_1.npy',
        './data/stage_2_train_npy/test_img_100_2.npy',
        './data/stage_2_train_npy/test_img_100_3.npy',
]
test_label_npy_A = [
        './data/stage_2_train_npy/test_label_300_0.npy',
        './data/stage_2_train_npy/test_label_100_1.npy',
        './data/stage_2_train_npy/test_label_100_2.npy',
        './data/stage_2_train_npy/test_label_100_3.npy',
]
test_img_npy_B = [
        './data/stage_2_train_npy/test_img_200_0.npy',
        './data/stage_2_train_npy/test_img_100_4.npy',
        './data/stage_2_train_npy/test_img_100_5.npy',
]
test_label_npy_B = [
        './data/stage_2_train_npy/test_label_200_0.npy',
        './data/stage_2_train_npy/test_label_100_4.npy',
        './data/stage_2_train_npy/test_label_100_5.npy',
]
```

开始训练模型 A，训练代码和训练日志如清单 10-6 所示。

清单 10-6　训练模型 A

```
save_model_dir_A = './saved_model_A'
train(train_img_npy_A, train_label_npy_A, save_model_dir_A)
```

执行上述代码，输出如下：

```
Epoch 0, train steps 0, loss=0.8020
Epoch 0, train steps 50, loss=0.3362
Epoch 0, train steps 100, loss=0.3445
Epoch 0, train steps 150, loss=0.2791
Epoch 0, train Avg loss=0.4482, loss=0.0001

******************** Valid Epoch 0 ********************
Epoch 0, valid steps 0, loss=0.4761
Epoch 0, valid steps 50, loss=0.2716
Epoch 0, valid steps 100, loss=0.1375
Epoch 0, valid steps 150, loss=0.0104
Epoch 0, valid steps 200, loss=0.3526
Epoch 0, valid steps 250, loss=0.3786
Epoch 0, valid steps 300, loss=0.7547
Epoch 0, valid steps 350, loss=0.2639
Epoch 0, valid steps 400, loss=0.3475
Epoch 0, valid steps 450, loss=0.1957
Epoch 0, valid steps 500, loss=0.4285
Epoch 0, valid steps 550, loss=0.3565
Epoch 0, valid Avg loss=0.3000, acc=0.6633
******************** Valid Epoch 0 ********************
...
...
Epoch 36, train steps 0, loss=0.0169
Epoch 36, train steps 50, loss=0.0009
Epoch 36, train steps 100, loss=0.0691
Epoch 36, train steps 150, loss=0.0184
Epoch 36, train Avg loss=0.0244, loss=0.0001
******************** Valid Epoch 36 ********************
Epoch 36, valid steps 0, loss=1.5253
Epoch 36, valid steps 50, loss=1.8192
Epoch 36, valid steps 100, loss=0.0000
Epoch 36, valid steps 150, loss=-0.0000
Epoch 36, valid steps 200, loss=0.6662
Epoch 36, valid steps 250, loss=0.2533
Epoch 36, valid steps 300, loss=2.6010
Epoch 36, valid steps 350, loss=0.0014
Epoch 36, valid steps 400, loss=0.0003
Epoch 36, valid steps 450, loss=0.0018
Epoch 36, valid steps 500, loss=0.0552
```

```
Epoch 36, valid steps 550, loss=0.0001
Epoch 36, valid Avg loss=0.5757, acc=0.7683
******************** Valid Epoch 36 ********************
...
...
```

经观察输出日志中验证集的分类效果发现，第 36 个 epoch 的效果是最好的，分类准确率达到 76.83%。用这个模型预测测试集的数据，并输出预测结果。模型 A 的测试代码如清单 10-7 所示。

清单 10-7　模型 A 的测试

```
save_model_A = './saved_model_A/epoch_036_0.5757_model'
test(test_img_npy_A, test_label_npy_A, save_model_A)
```

执行上述代码，输出如下：

```
Test steps 0 y true [0] y pred[0]
Test steps 50 y true [0] y pred[1]
Test steps 100 y true [0] y pred[0]
Test steps 150 y true [0] y pred[0]
Test steps 200 y true [0] y pred[0]
Test steps 250 y true [0] y pred[0]
Test steps 300 y true [1] y pred[1]
Test steps 350 y true [1] y pred[0]
Test steps 400 y true [1] y pred[0]
Test steps 450 y true [1] y pred[1]
Test steps 500 y true [1] y pred[1]
Test steps 550 y true [1] y pred[1]
Test AUC=0.855778, Avg acc=0.773333, Precision=0.773333, Recall=0.773333, F1=0.773333
```

从输出日志可以看到，在 600 例测试集 A 上的测试效果，准确率约为 77.33%，AUC 约为 0.86。接下来开始训练模型 B。训练模型 B 的代码如清单 10-8 所示。

清单 10-8　训练模型 B

```
save_model_dir_B = './saved_model_B'
train(train_img_npy_B, train_label_npy_B, save_model_dir_B)
```

执行上述代码，输出如下：

```
Epoch 0, train steps 0, loss=1.1826
Epoch 0, train steps 50, loss=0.3535
Epoch 0, train steps 100, loss=0.3436
Epoch 0, train Avg loss=0.4119, loss=0.0001
******************** Valid Epoch 0 ********************
Epoch 0, valid steps 0, loss=0.3620
Epoch 0, valid steps 50, loss=0.3518
Epoch 0, valid steps 100, loss=0.3574
```

```
Epoch 0, valid steps 150, loss=0.3376
Epoch 0, valid steps 200, loss=0.3530
Epoch 0, valid steps 250, loss=0.3349
Epoch 0, valid steps 300, loss=0.4018
Epoch 0, valid steps 350, loss=0.3415
Epoch 0, valid Avg loss=0.3403, acc=0.6125
***************** Valid Epoch 0 ******************
...
...
Epoch 27, train steps 0, loss=0.1634
Epoch 27, train steps 50, loss=0.3067
Epoch 27, train steps 100, loss=0.2152
Epoch 27, train Avg loss=0.2098, loss=0.0001
***************** Valid Epoch 27 ******************
Epoch 27, valid steps 0, loss=0.1547
Epoch 27, valid steps 50, loss=0.3211
Epoch 27, valid steps 100, loss=0.3611
Epoch 27, valid steps 150, loss=0.6224
Epoch 27, valid steps 200, loss=0.0921
Epoch 27, valid steps 250, loss=0.2263
Epoch 27, valid steps 300, loss=0.1971
Epoch 27, valid steps 350, loss=0.1303
Epoch 27, valid Avg loss=0.2721, acc=0.7350
***************** Valid Epoch 27 ******************
...
...
```

经观察日志中验证集的分类效果发现，第 27 个 epoch 的效果是最好的，分类准确率达到 73.50%。用这个模型预测测试集的数据，并输出预测结果，模型 B 的测试代码如清单 10-9 所示。

清单 10-9   模型 B 的测试

```
save_model_B = './saved_model_B/epoch_027_0.2721_model'
test(test_img_npy_B, test_label_npy_B, save_model_B)
```

执行上述代码，输出如下：

```
Test steps 0 y true [0] y pred[1]
Test steps 50 y true [0] y pred[1]
Test steps 100 y true [0] y pred[0]
Test steps 150 y true [0] y pred[0]
Test steps 200 y true [1] y pred[1]
Test steps 250 y true [1] y pred[1]
Test steps 300 y true [1] y pred[0]
Test steps 350 y true [1] y pred[1]
Test AUC=0.819650, Avg acc=0.737500, Precision=0.718894, Recall=0.780000, F1=0.748201
```

从输出日志可以看到，在 400 例测试集 B 上的测试效果，准确率为 73.75%，AUC 约为 0.82。接下来，我们尝试将模型 A 中的参数权重迁移至模型 B 中，作为模型 B 的预训练模型，然后训练模型 C。预训练模型选用模型 A 的第 36 个 epoch 保存的权重参数，模型 C 的训练代码如清单 10-10 所示。

清单 10-10　训练模型 C

```
save_model_A = './saved_model_A/epoch_036_0.5757_model'
save_model_dir_C = './saved_model_C'
train(train_img_npy_B, train_label_npy_B, save_model_dir_C, pretrain_model=save_model_A)
```

执行上述代码，输出如下：

```
Epoch 0, train steps 0, loss=1.5609
Epoch 0, train steps 50, loss=0.3009
Epoch 0, train steps 100, loss=0.2012
Epoch 0, train Avg loss=0.3082, loss=0.0001
******************** Valid Epoch 0 ********************
Epoch 0, valid steps 0, loss=0.5903
Epoch 0, valid steps 50, loss=0.5835
Epoch 0, valid steps 100, loss=0.4662
Epoch 0, valid steps 150, loss=1.5320
Epoch 0, valid steps 200, loss=0.0852
Epoch 0, valid steps 250, loss=0.1567
Epoch 0, valid steps 300, loss=0.3137
Epoch 0, valid steps 350, loss=0.1825
Epoch 0, valid Avg loss=0.2614, acc=0.7375
******************** Valid Epoch 0 ********************
Epoch 1, train steps 0, loss=0.1915
Epoch 1, train steps 50, loss=0.2462
Epoch 1, train steps 100, loss=0.2028
Epoch 1, train Avg loss=0.2537, loss=0.0001
******************** Valid Epoch 1 ********************
Epoch 1, valid steps 0, loss=0.4365
Epoch 1, valid steps 50, loss=0.5419
Epoch 1, valid steps 100, loss=0.3544
Epoch 1, valid steps 150, loss=1.5628
Epoch 1, valid steps 200, loss=0.0874
Epoch 1, valid steps 250, loss=0.2667
Epoch 1, valid steps 300, loss=0.3694
Epoch 1, valid steps 350, loss=0.1746
Epoch 1, valid Avg loss=0.2543, acc=0.7350
******************** Valid Epoch 1 ********************
Epoch 2, train steps 0, loss=0.1618
Epoch 2, train steps 50, loss=0.2545
Epoch 2, train steps 100, loss=0.2188
Epoch 2, train Avg loss=0.2364, loss=0.0001
******************** Valid Epoch 2 ********************
Epoch 2, valid steps 0, loss=0.3782
```

```
Epoch 2, valid steps 50, loss=0.5392
Epoch 2, valid steps 100, loss=0.4505
Epoch 2, valid steps 150, loss=1.9848
Epoch 2, valid steps 200, loss=0.0567
Epoch 2, valid steps 250, loss=0.2946
Epoch 2, valid steps 300, loss=0.3364
Epoch 2, valid steps 350, loss=0.1365
Epoch 2, valid Avg loss=0.2577, acc=0.7275
******************** Valid Epoch 2 ********************
Epoch 3, train steps 0, loss=0.2444
Epoch 3, train steps 50, loss=0.1545
Epoch 3, train steps 100, loss=0.2133
Epoch 3, train Avg loss=0.2147, loss=0.0001
******************** Valid Epoch 3 ********************
Epoch 3, valid steps 0, loss=0.5340
Epoch 3, valid steps 50, loss=0.6464
Epoch 3, valid steps 100, loss=0.5498
Epoch 3, valid steps 150, loss=2.2888
Epoch 3, valid steps 200, loss=0.0307
Epoch 3, valid steps 250, loss=0.1980
Epoch 3, valid steps 300, loss=0.1349
Epoch 3, valid steps 350, loss=0.0614
Epoch 3, valid Avg loss=0.2866, acc=0.7125
******************** Valid Epoch 3 ********************
Epoch 4, train steps 0, loss=0.2368
Epoch 4, train steps 50, loss=0.1549
Epoch 4, train steps 100, loss=0.2750
Epoch 4, train Avg loss=0.1823, loss=0.0001
******************** Valid Epoch 4 ********************
Epoch 4, valid steps 0, loss=0.8428
Epoch 4, valid steps 50, loss=0.7611
Epoch 4, valid steps 100, loss=0.7328
Epoch 4, valid steps 150, loss=2.1547
Epoch 4, valid steps 200, loss=0.0410
Epoch 4, valid steps 250, loss=0.1860
Epoch 4, valid steps 300, loss=0.3975
Epoch 4, valid steps 350, loss=0.0306
Epoch 4, valid Avg loss=0.3135, acc=0.7225
******************** Valid Epoch 4 ********************
Epoch 5, train steps 0, loss=0.1852
Epoch 5, train steps 50, loss=0.0622
Epoch 5, train steps 100, loss=0.3220
Epoch 5, train Avg loss=0.1524, loss=0.0001
******************** Valid Epoch 5 ********************
Epoch 5, valid steps 0, loss=0.6796
Epoch 5, valid steps 50, loss=0.1541
Epoch 5, valid steps 100, loss=0.5787
Epoch 5, valid steps 150, loss=2.1951
Epoch 5, valid steps 200, loss=0.0221
```

```
Epoch 5, valid steps 250, loss=0.0693
Epoch 5, valid steps 300, loss=0.4785
Epoch 5, valid steps 350, loss=0.1194
Epoch 5, valid Avg loss=0.3127, acc=0.7350
********************* Valid Epoch 5 *********************
```

通过输出日志可以看到，在预训练模型基础上训练的效果，仅仅用了 5 个 epoch 就将验证集的准确率提升到了 73.5%。接下来我们使用模型 C 在测试集 B 上测试的分类效果，代码如清单 10-11 所示。

清单 10-11　模型 C 在测试集 B 的测试

```
save_model_C = './saved_model_C/epoch_005_0.3127_model'
test(test_img_npy_B, test_label_npy_B, save_model_C)
```

执行上述代码，输出如下：

```
Test steps 0 y true [0] y pred[1]
Test steps 50 y true [0] y pred[0]
Test steps 100 y true [0] y pred[0]
Test steps 150 y true [0] y pred[0]
Test steps 200 y true [1] y pred[1]
Test steps 250 y true [1] y pred[1]
Test steps 300 y true [1] y pred[1]
Test steps 350 y true [1] y pred[1]
Test AUC=0.823325, Avg acc=0.745000, Precision=0.755208, Recall=0.725000, F1=0.739796
```

通过对比模型 B 和模型 C 的测试可以发现，同样是 Avgacc 达到 73% 以上的效果，模型 B 用了 27 个 epoch，而模型 C 仅用了 5 个 epoch。对比模型 B 和模型 C 在测试集 B 上的效果，模型 B 的准确率为 73.75%，AUC 约为 0.82；模型 C 的准确率为 74.5%，AUC 约为 0.823，均高于模型 B 的效果。

通过比较训练时间和模型测试效果可以发现，迁移学习方法能有效提升模型训练的效率，对于数据量较少的任务，也具有提升模型分类能力的效果。

10.3.2　终身学习的实验

通过迁移学习训练后的模型 C，在第一组数据集上的测试结果如何呢？我们再回到第一组数据集上测试一下分类识别情况，代码如清单 10-12 所示。

清单 10-12　模型 C 在测试集 A 上的测试

```
save_model_C = './saved_model_C/epoch_005_0.3127_model'
test(test_img_npy_A, test_label_npy_A, save_model_C)
```

执行上述代码，输出如下：

```
Test steps 0 y true [0] y pred[1]
Test steps 50 y true [0] y pred[0]
Test steps 100 y true [0] y pred[0]
Test steps 150 y true [0] y pred[0]
Test steps 200 y true [0] y pred[0]
Test steps 250 y true [0] y pred[0]
Test steps 300 y true [1] y pred[1]
Test steps 350 y true [1] y pred[0]
Test steps 400 y true [1] y pred[0]
Test steps 450 y true [1] y pred[0]
Test steps 500 y true [1] y pred[1]
Test steps 550 y true [1] y pred[1]
Test AUC=0.841806, Avg acc=0.761667, Precision=0.762542, Recall=0.760000, F1=0.761269
```

对比模型 A 在 600 例测试集 A 上的测试效果，准确率约为 77.33%，AUC 约为 0.86；迁移后的模型 C 在测试集 A 上的测试效果，准确率约为 76.17%，AUC 约为 0.84。对比发现，准确率从 77.33% 下降至 76.17%，下降了 1.16%；AUC 从 0.86 下降到 0.84，下降了 0.02。此时的模型 C，已经出现了灾难性遗忘。

接下来，我们按照如下步骤，用终身学习方法 EWC 进行模型训练。

（1）计算模型 A 在训练集 A 上的重要度，保存重要度参数模型。

（2）加载重要度参数到新网络中，并在原损失函数上增加 EWC 正则项。

（3）在训练集 B 上采用 EWC 正则化损失训练模型 D。

具体计算重要度代码如清单 10-13 所示。

清单 10-13   计算重要度

```
def computer_gradient(train_img_npy, train_label_npy, save_model_dir,
                      pretrain_model='', batch_size=1, \
    input_size=[384, 384, 1], n_class=2, first_channels=64):
    train_data, train_label, _, _ = load_split_data(train_img_npy, train_label_npy, thre=0.9)
    train_dataset = data_generator(train_data, train_label, batch_size, True)
    step_train = len(train_data)//batch_size
    input = tf.placeholder(dtype=tf.float32, shape=[None, input_size[0], input_
                           size[1],input_size[2]])
    logit = build_res_network(input, first_channels, n_class, rate=.2, is_training=False)
    label = tf.placeholder(dtype=tf.float32, shape=[None, n_class])
    loss_tf = cross_entropy(labels=label, logits=logit)
```

```python
        with tf.variable_scope("lagged"):
            build_res_network(input, first_channels, n_class, is_training=False)
        with tf.variable_scope("fisher"):
            build_res_network(input, first_channels, n_class, is_training=False)

        var = tf.trainable_variables()
        var_network = [val for val in var if not 'lagged' in val.name\ and not 'fisher' in val.name]
        var_lagged = [val for val in var if 'lagged' in val.name]
        var_fisher = [val for val in var if 'fisher' in val.name]
        update_theta_op = [v1.assign(v2) for v1, v2 in zip(var_lagged, var_network)]

        fisher_gradients = tf.gradients(loss_tf, var_network)
        fisher_accumulate_op = [tf.assign_add(f1, tf.square(f2)) for f1,
                                f2 in zip(var_fisher, fisher_gradients)]
        var_to_restore = [val for val in var if not 'lagged' in val.name\
                          and not 'fisher' in val.name]
        saver = tf.train.Saver(var_list=var_to_restore)

        init_op = tf.global_variables_initializer()
        with tf.Session() as sess:
            sess.run(init_op)
            saver.restore(sess, pretrain_model)

            fisher_zero_op = [tf.assign(tensor, tf.zeros_like(tensor)) for tensor\ in var_fisher]
            sess.run(fisher_zero_op)

            for _ in range(step_train):
                x,y = next(train_dataset)
                sess.run(fisher_accumulate_op, feed_dict={input:x, label:y})

            scale = 1 / float(len(train_data))
            fisher_average_op = [tf.assign(var, scale * var) for var in var_fisher]
            sess.run(fisher_average_op)
            sess.run(update_theta_op)

            saver_ewc = tf.train.Saver()
            save_path = saver_ewc.save(sess, os.path.join(save_model_dir, "ewc_fisher.model.ckpt"))
        print("EWC model save ", save_path)
        return save_path

def train_ewc(train_img_npy, train_label_npy, save_model_dir,
              pretrain_model='', batch_size=32, epochs=50, \
        input_size=[384, 384, 1], n_class=2, first_channels=64, lr=0.0001, display_step=100):
        train_data, train_label, valid_data,
            valid_label = load_split_data(train_img_npy, train_label_npy, thre=0.9)
```

```python
train_dataset = data_generator(train_data, train_label, batch_size, True)
val_dataset = data_generator(valid_data, valid_label, 1, False)
step_train = len(train_data)//batch_size
step_valid = len(valid_data)
is_training = tf.placeholder(tf.bool)
input = tf.placeholder(dtype=tf.float32, shape=[None, input_size[0],
                        input_size[1], input_size[2]])
logit = build_res_network(input, first_channels, n_class, rate=.2,
                        is_training=is_training)
label = tf.placeholder(dtype=tf.float32, shape=[None, n_class])
loss_tf = cross_entropy(labels=label, logits=logit)

with tf.variable_scope("lagged"):
    build_res_network(input, first_channels, n_class, is_training=False)
with tf.variable_scope("fisher"):
    build_res_network(input, first_channels, n_class, is_training=False)

var = tf.trainable_variables()
var_network = [val for val in var if not 'lagged' in val.name\ and not 'fisher' in val.name]
var_lagged = [val for val in var if 'lagged' in val.name]
var_fisher = [val for val in var if 'fisher' in val.name]

fisher_multiplier = 0.0001
penalty = tf.add_n([tf.reduce_sum(tf.square(w1-w2)*f) for w1, w2,
                        f in zip(var_network, var_lagged, var_fisher)])
loss_tf = loss_tf + (fisher_multiplier / 2) * penalty

global_step = tf.Variable(0, name='global_step', trainable=False)
optimizer = tf.train.AdamOptimizer(learning_rate=lr)
train_opt = optimizer.minimize(loss_tf, global_step=global_step)
init_op = tf.global_variables_initializer()

saver = tf.train.Saver(max_to_keep=epochs)
var_to_network = [val for val in var if not 'Adam' in val.name]
saver_ewc = tf.train.Saver(var_list=var_to_network)

with tf.Session() as sess:
    sess.run(init_op)
    saver_ewc.restore(sess, pretrain_model)
    for epoch in range(epochs):
        total_loss = []
        for step in range(step_train):
            x,y = next(train_dataset)
            _, loss, pred_logits = sess.run([train_opt, loss_tf, logit],
                        feed_dict={input:x, label:y, is_training:True})
```

```
        total_loss.append(loss)
        if step % display_step==0:
            print('*'*20, 'Epoch {:}, train steps {:}, loss={:.4f}'.format
                    (epoch, step, loss), flush=True)
    print('*'*20, 'Epoch {:}, train Avg loss={:.4f}, loss={:.4f}'.format
            (epoch, np.mean(total_loss), lr))

    total_loss=[]
    all_num = step_valid
    TP = 0
    for step in range(step_valid):
        x,y = next(val_dataset)
        val_loss, pred_logits = sess.run([loss_tf, logit],
                                    feed_dict={input:x, label:y, is_
                                    training:False})
        y_pred = np.argmax(pred_logits, axis=-1)
        y = np.argmax(y, axis=-1)
        total_loss.append(val_loss)
        if y[0] == y_pred[0]:
            TP += 1
        if step % display_step==0:
            print('Epoch {:}, valid steps {:}, loss={:.4f}'.format(epoch,
                    step, val_loss))
    val_loss_avg = np.mean(total_loss)
    print('Epoch {:}, valid Avg loss={:.4f}, acc={:.4f}'.format(epoch, val_
            loss_avg, TP*1.0/all_num))
    saver.save(sess, os.path.join(save_model_dir, 'epoch_%03d_%.4f_model'%
            (epoch, val_loss_avg)), write_meta_graph=False)
```

首先计算模型 A 在训练集 A 上的重要度，并保存重要的参数，代码如清单 10-14 所示。

清单 10-14　计算模型重要度

```
save_model_dir_D = './saved_model_D'
save_model_A = './saved_model_A/epoch_036_0.5757_model'
computer_gradient(train_img_npy_A, train_label_npy_A, save_model_dir_D, pretrain_
            model=save_model_A)
```

然后用模型 A 作为预训练模型，并用增加了 EWC 正则化的损失函数训练模型 D，代码如清单 10-15 所示。

清单 10-15　用增加了 EWC 正则化的损失函数训练模型 D

```
save_model_dir_D = './saved_model_D'
ewc_model_path = os.path.join(save_model_dir_D, 'ewc_fisher.model.ckpt')
train_ewc(train_img_npy_B, train_label_npy_B, save_model_dir_D, pretrain_model=ewc_model_path)
```

执行上述代码，输出如下：

```
Epoch 0, train steps 0, loss=1.5275
Epoch 0, train steps 100, loss=0.1887
Epoch 0, train Avg loss=0.3131, loss=0.0001
****************** Valid Epoch 0 ******************
Epoch 0, valid steps 0, loss=0.4800
Epoch 0, valid steps 100, loss=0.5214
Epoch 0, valid steps 200, loss=0.0814
Epoch 0, valid steps 300, loss=0.3350
Epoch 0, valid Avg loss=0.2670, acc=0.7250
****************** Valid Epoch 0 ******************
Epoch 1, train steps 0, loss=0.1787
Epoch 1, train steps 100, loss=0.2092
Epoch 1, train Avg loss=0.2518, loss=0.0001
****************** Valid Epoch 1 ******************
Epoch 1, valid steps 0, loss=0.4756
Epoch 1, valid steps 100, loss=0.4219
Epoch 1, valid steps 200, loss=0.1036
Epoch 1, valid steps 300, loss=0.3379
Epoch 1, valid Avg loss=0.2563, acc=0.7450
****************** Valid Epoch 1 ******************
Epoch 2, train steps 0, loss=0.1485
Epoch 2, train steps 100, loss=0.2153
Epoch 2, train Avg loss=0.2310, loss=0.0001
****************** Valid Epoch 2 ******************
Epoch 2, valid steps 0, loss=0.6897
Epoch 2, valid steps 100, loss=0.4725
Epoch 2, valid steps 200, loss=0.0444
Epoch 2, valid steps 300, loss=0.2874
Epoch 2, valid Avg loss=0.2641, acc=0.7425
****************** Valid Epoch 2 ******************
Epoch 3, train steps 0, loss=0.2041
Epoch 3, train steps 100, loss=0.1918
Epoch 3, train Avg loss=0.2004, loss=0.0001
****************** Valid Epoch 3 ******************
Epoch 3, valid steps 0, loss=0.7832
Epoch 3, valid steps 100, loss=0.6884
Epoch 3, valid steps 200, loss=0.0367
Epoch 3, valid steps 300, loss=0.1479
Epoch 3, valid Avg loss=0.3054, acc=0.7050
****************** Valid Epoch 3 ******************
```

模型验证集的测试效果在第 1 个 epoch 的时候最好，后续开始下降，说明 EWC 正则化对模型的影响比较大。选择第 1 个 epoch 保存的模型，分别用来在测试集 A 和测试集 B 上进行测试，代码如清单 10-16 所示。

清单 10-16 模型 D 在测试集 A 和测试集 B 上的测试

```
save_model_D = './saved_model_D/epoch_001_0.2563_model'
test(test_img_npy_B, test_label_npy_B, save_model_D)
tf.reset_default_graph()
test(test_img_npy_A, test_label_npy_A, save_model_D)
```

执行上述代码，输出如下：

```
Test steps 0 y true [0] y pred[1]
Test steps 50 y true [0] y pred[1]
Test steps 100 y true [0] y pred[0]
Test steps 150 y true [0] y pred[1]
Test steps 200 y true [1] y pred[1]
Test steps 250 y true [1] y pred[1]
Test steps 300 y true [1] y pred[0]
Test steps 350 y true [1] y pred[1]
Test AUC=0.830625, Avg acc=0.745000, Precision=0.724771, Recall=0.790000, F1=0.755981
Test steps 0 y true [0] y pred[0]
Test steps 50 y true [0] y pred[0]
Test steps 100 y true [0] y pred[0]
Test steps 150 y true [0] y pred[0]
Test steps 200 y true [0] y pred[0]
Test steps 250 y true [0] y pred[0]
Test steps 300 y true [1] y pred[1]
Test steps 350 y true [1] y pred[0]
Test steps 400 y true [1] y pred[0]
Test steps 450 y true [1] y pred[1]
Test steps 500 y true [1] y pred[1]
Test steps 550 y true [1] y pred[1]
Test AUC=0.862217, Avg acc=0.810000, Precision=0.780120, Recall=0.863333, F1=0.819620
```

为了便于比对，我们将 4 个模型的测试效果汇总，如表 10-1 所示。

表 10-1 测试结果

模型名称	测试集 A	测试集 B
模型 A	Acc 77.33%，AUC 0.86	—
模型 B	—	Acc 73.75%，AUC 0.82
模型 C	Acc 76.17%，AUC 0.84	Acc 74.50%，AUC 0.823
模型 D	Acc 86.22%，AUC 0.81	Acc 74.50%，AUC 0.83

可以看到，使用 EWC 训练的模型 D 与没有使用 EWC 的模型 C 相比，在测试集 B 上依旧能够保持较好的分类效果；在测试集 A 上的表现，模型 D 的准确率明显高于模型 C，

甚至超过模型 A 的测试效果。由此得出结论，EWC 可以有效防止迁移学习过程中出现灾难性遗忘问题，甚至对数据分布接近的任务有一定的效果提升作用。

10.4　小结

在本章中，我们介绍了迁移学习的基本方法，并基于第 5 章的分类任务进行实验，将数据按照不同的出血类别分为两类用于模拟迁移场景，用实验证明迁移学习的优势是提升模型学习效率和提升模型分类能力；同时指出了迁移学习方法中的问题——灾难性遗忘，并针对这个问题给出了几种解决方法，详细讲解了 EWC 方法，并通过实验证明该方法的有效性。

（1）迁移学习的实验：锁定了全部卷积层的参数节点，但是在实际应用场景中，需要根据不同数据分布情况，适当放开距离输出层较近的卷积层节点，或者根据迁移前后任务的差异修改全连接层的结构。迁移学习的训练过程可能还需要降低学习率，这样才能在新任务上获得更好的效果。

（2）终身学习的实验：为了突显实验效果，若采用全部的网络节点计算重要度，会导致显存占用增加明显，可能导致显存较小的显卡报错无法运行，这里可以改为仅对全连接层计算重要度，训练的时候也仅对全连接层计算梯度。在计算 EWC 损失的时候，可以根据数据和模型分类情况，适当上调或者下调 EWC 正则项的权重，如果权重较大，模型对新任务学习的能力受限明显；如果权重较小，则会导致模型出现一定程度的灾难性遗忘。

最后要提醒读者的是，迁移学习和终身学习的方法，并非所有的场景都需要使用，要根据实际情况酌情添加。本章的内容主要是为了帮助读者开阔思维、拓宽视野。对本章内容感兴趣的读者可以继续沿着这个方向深入下去，科研领域有很多优秀的研究方法等待读者去探索。

10.5　参考资料

[1] Overcoming catastrophic forgetting in neural networks[J]. Proceedings of the National Academy of Sciences of the United States of America, 2017.

[2] Fernando C, D Banarse, Blundell C, et al. PathNet: Evolution Channels Gradient Descent in Super Neural Networks[J]. 2017.

[3] Ferreira M G, Forcellini F A, D C Amaral. GEPP-net : a system to support collaboration in the early stages of the design process. 2007.